JN321031

脳卒中の
重度マヒでも
あきらめない！

腕が上がる　手が動く

リハビリ・ハンドブック

Rehabilitation Handbook

監修　安保雅博
東京慈恵会医科大学附属病院副院長
リハビリテーション医学講座主任教授

健康ライブラリー
スペシャル
講談社

はじめに

脳卒中によるマヒの回復は非常に困難です。世界の教科書には脳卒中の発症から4～6ヵ月を過ぎるとよくならない、軽度のマヒは早い時期にある程度回復するがそれ以上はよくならない、特に上肢の中等度や重度のマヒでは95%が発症から4ヵ月でよくならないとされています。だから、今ある機能を維持しなければならない。医療の枠ではなく介護保険枠で、年齢と共に落ちていく機能をできるだけ維持する。これは理にかなった考え方のような気がします。しかしその根底には、改善はもうしないという考えが存在します。

我々は、こうした閉塞したリハビリ界の常識に挑戦すべく世界に先駆け、軽度・中等度の上肢マヒに対して、反復性経頭蓋《けいとうがい》磁《じ》気《き》刺《し》激療法《げきりようほう》と集中的作業療法を組み合わせて系統化した入院治療（NEURO）を2008年から提供しています。2014年6月にはヨーロッパの専門医による磁気刺激治療ガイドラインのレビューに我々の12本の英文論文が引用され、その有効性を認められ、脳卒中によるマヒが4～6ヵ月を過ぎるとよくならないという世界の常識は崩れてきています。その一方で、「NEUROは軽度や中等度マヒの一部の人にはよく効くのはわかりますが、私は重度のマヒなのです。重度マヒを少しでも改善する方法を早く提示してください」という悲痛なる患者さんの多くの叫びを聞いてきました。

本書は、このような重度マヒの人を対象としています。腕も上がらない、肘も伸びない、指も開かない、重度マヒの上肢機能の改善には、ボツリヌス療法とリハビリを併用します。ボツリヌス療法の治療後は腕を上げる訓練、手指を開く訓練がしやすくなります。正しい治療や指導と患者さんのやる気がカギになりますが、これまで約9000回の施行をしており、多くの方がボツリヌス療法とリハビリの併用で改善され好評を得ています。またこの方法は海外の論文などに掲載され始めています。

本書では特にボツリヌス療法後の正しい訓練法をわかりやすく写真で紹介しています。少しでもよくなりたい方や一生懸命リハビリをしているけれどうまくできないというご本人だけでなく、協力したいけれどどうしていいかわからないというご家族にもお役に立てるでしょう。重度マヒに苦しむご本人、ご家族の皆さま、あきらめることはありません。勇気と希望をもって前に進みましょう。

東京慈恵会医科大学附属病院副院長
リハビリテーション医学講座主任教授
安保雅博

脳卒中の重度マヒでもあきらめない！

腕が上がる 手が動く リハビリ・ハンドブック

もくじ

対象

本書で対象となる「重度マヒ」とは

手足のマヒの程度を評価する方法を「ブルンストロームステージ」といいます。脳卒中後のマヒの程度は人それぞれですが、本書ではステージ3の方が対象です。

手を上げると、肘や手首が曲がったままで上がってしまう

「手を上げてください」というと肘や手首が曲がったままで手が上がってしまうのが、ブルンストロームステージ3の段階です。筋肉のつっぱり（痙縮《けいしゅく》）がもっとも強く、※上肢《じょうし》を上げようとすると、肩、肘、手首、手指《しゅし》の関節運動がいっしょに働いてしまいます。この動きを「共同運動」といいます。

ほとんどの場合はすべて関節が曲がる動き（屈曲パターン）になりますが、関節を伸ばす動き（伸展パターン）になることもあります。手指では総にぎりができますが離すことができない状態です。

※肩、腕、手を合わせて「上肢」という。股関節より足までを「下肢《かし》」という。

ブルンストロームステージとは

患者さんの脳卒中後のマヒを評価するもの。上肢・手指・下肢を6段階に分類しており、マヒの状態がわかる目安になる。一般的には上肢・手指ともにステージ5（腕は頭上にも横にも上げられ、指はすべて開くことができる状態）以上は、「実用手」とみなされる。ステージ3以下は、「廃用手」とみなされて、機能維持の訓練だけで、機能改善のリハビリはほとんど行われない。

ステージ3では、さらに手が上がる高さについて、「へその高さまで」、「へそから乳首までの高さ」、「乳首から耳までの高さ」で重症度分けをする。

ステージ1： 自分では動かせない状態で、筋肉が緩んでいる（弛緩期）

ステージ2： わずかに動く。筋肉につっぱりが少し出始める（連合運動）

ステージ3： 自分で少し動かせるが、共同運動になる。つっぱりが著しくなる（共同運動パターン）

ステージ4： 共同運動からの離脱が始まる。部分的に分離した動作ができる（分離運動の出現）

ステージ5： 分離した動作がかなりできるが、一部の動作には相当な努力が必要（分離運動の向上）

ステージ6： 分離した運動が速やかにできるが、正常よりはスピードが遅い

ステージ３の一例

●「腕を上げてください」というと、上がらないのを無理に上げようとして肩が上に上がったり、肩甲《けんこう》骨《こつ》を後ろに引いたりします。写真はステージ３の人によくみられる状態です。

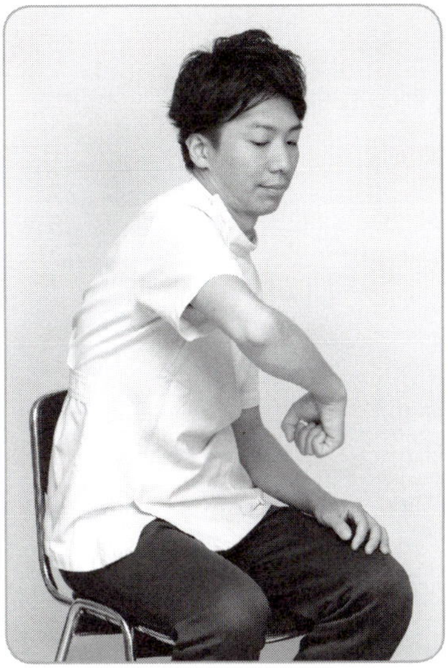

③ 肘が伸びなくて前腕が上がりきらない

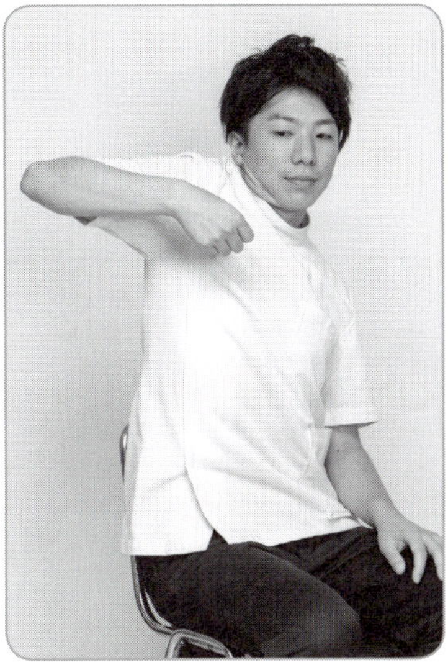

② 肩が後ろに引けている

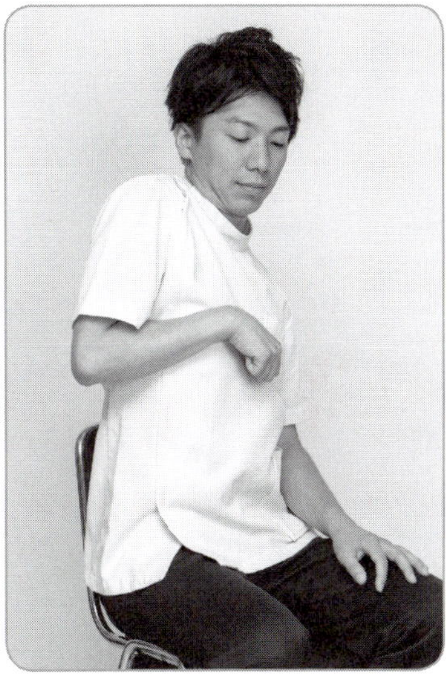

① ほとんど上がらない

●手指は総にぎりはできますが、指を離すことはできない状態です。

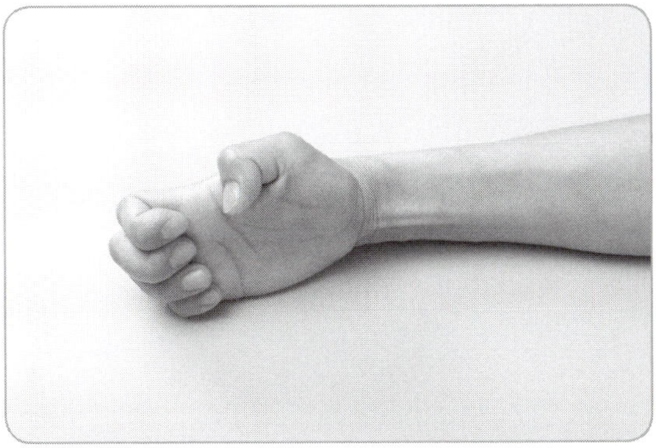

② 指の関節が曲がり、つっぱっている

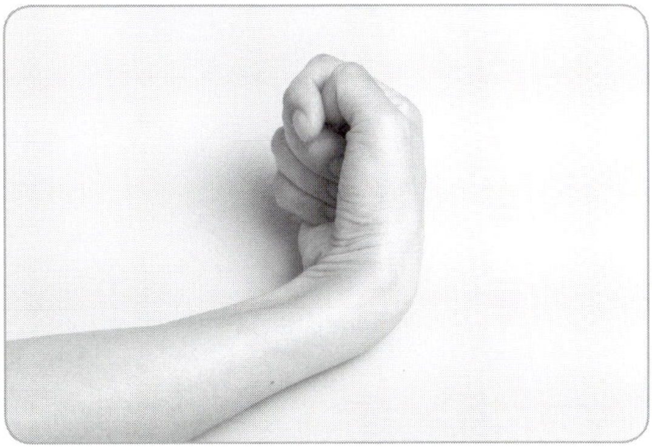

① 手首、指が内側に曲がってしまっている

廃用手の背景

なぜ使えない手になってしまうのか、使うことをあきらめてしまうのか？

重度マヒの人では脳卒中発症直後からの対応が適切ではなかったために、よくなる機能を持っていても手が使えなくなるケースが見られます。でもあきらめることはありません。

重度マヒでは肩関節亜脱臼が起こる

上肢（腕）の骨、上腕骨は、筋肉・靭帯《じんたい》・軟部組織・関節包《かんせつほう》により肩甲骨から吊るされていると考えてください。

そのため脳卒中になり上肢のマヒが起こると肩関節周囲筋の筋力低下が起きて腕の重さを支えきれなくなり、肩関節が伸びてしまう「亜脱臼《あだつきゆう》」を起こす場合があります。しかし、発症の早期から正しい対応をしていれば、痛みを生じるなどの問題を引き起こすことはほとんどありません。

寝ているときや横になっているときにマヒ側を下側にしないことや、車いすの場合は、膝の上に枕を置きマヒ手をのせる、テーブルの上にマヒ側の手をのせる、など正しいポジショニングをとることが重要です。

間違った対応で関節の動きが制限される

この時期に間違った対応をすると上肢の機能がよいにもかかわらず、亜脱臼による痛みが生じ、痛くて動かせない状態が続き、拘縮《こうしゆく》（関節の動きが制限される）を起こしやすくなります。

この関節の拘縮は、脳卒中の発症早期から関節の動く範囲を保つ「関節可動域訓練」によって、肩関節の可動域を守ることで、防げます。亜脱臼を予防するために使用する三角巾やアームスリングの長期使用、不必要な固定は、必ず拘縮を起こし、よくなる過程の妨げになります。使用するとしても、痙縮が出現してくる前段階まででです。

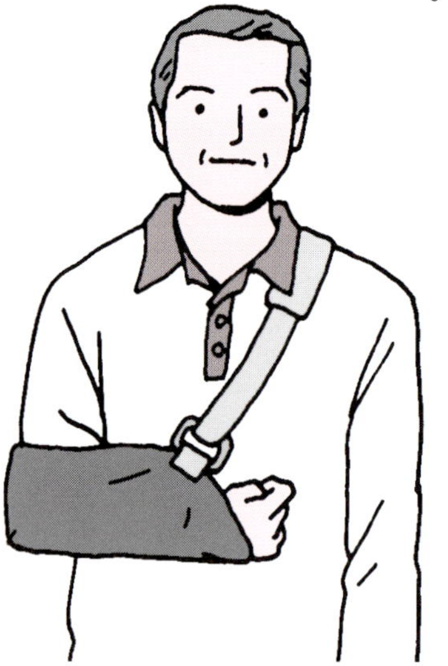

アームスリングを長い間使用すると関節が固まってしまう

回復期病院ではマヒ手をほとんど訓練しない

脳卒中の急性期治療後は、一般的に回復期病院で訓練をしますが、この病院では自宅に帰すことを目的としていますので、トイレに一人で行けること、つまりは、歩く訓練がメインになります。上肢のマヒに対しては、よいほうの上肢を使って日常生活を自立させる訓練になる場合がほとんどです。

こうした重度マヒの人には、歩けるようになって、さあ、マヒ手を使って何かをしたいと思ったときにはすでに廃用手となってしまい、「マヒ側の手の運動イメージがわかない」「マヒ側の手の動かし方がわからない」「使い方を忘れてしまった」という方が多くいます。

重度マヒでもリハビリができる治療法がある

発症から期間がたってしまっていると拘縮を伴った筋肉のつっぱり（痙縮）がある場合がほとんどです。痙縮は拘縮の改善を阻害します。この本のPART4で紹介するボツリヌス療法はこの痙縮に対して効果があります。ボツリヌス毒素製剤を痙縮の強い筋肉に打って、動かせなかった腕や手指を伸ばしやすくします。リハビリができる下地をつくるのです。

※ボツリヌス療法について詳しくは85ページへ

手の使い方を忘れてしまう重度マヒの人のケース

脳卒中発症
↓
正しいポジショニング、関節可動域訓練を怠る
↓
痛みが生じる
↓
亜脱臼の予防で不必要に上肢を固定し続ける
↓
筋肉のつっぱり（痙縮）ばかりでなく関節が固くなる拘縮が起こる
↓
関節可動域が悪くなる
↓
適切な訓練ができない
↓
マヒ手を動かさなくなる
↓
どんどん関節が固くなる（拘縮）
↓
まったくマヒ手を使わなくなる
↓
使い方を忘れてしまう

正しい訓練法で毎日取り組めば重度マヒでも機能は改善していく

ボツリヌス療法は痙縮をおさえて腕や指を伸ばしやすくします。ただしその後に適切な訓練をしないともとに戻ってしまいます。本人のがんばる気持ちが改善の後押しをします。

上肢重度マヒ・リハビリの流れ

ポイントは肩のストレッチから始めることです。日常生活にも積極的に手を使うように意識して、物を押さえるなど補助手のレベルまで引き上げることをめざします。

1 肩と腕の運動

運動の準備体操でもあるストレッチから始め、筋肉を鍛える運動をします

11ページへ

2 手と指の運動

手指を反り返すストレッチなどで関節や筋肉を伸ばします

49ページへ

3 日常生活動作に取り入れる

日々の生活のなかにも訓練の要素があります。1、2の運動メニューに加えて生活のなかで使える手をめざします

67ページへ

重度マヒの人のリハビリのポイント

指が動かない、肘が伸びない、肩が上がらないといった脳卒中後遺症の重度マヒにあたる人は、急にリハビリをしようとしても痙縮や拘縮が強く、うまくできないことがしばしばあります。

重度マヒの上肢の機能がよくなってくるのには、順番があります。はじめによくなるのは「肩」です。まずは、しっかり肩関節周辺の筋肉を伸ばすストレッチから始めます。こうした訓練をしないとボツリヌス療法をしても、よくなりません。積極的にやらないとダメです。やる気があり、しっかり毎日取り組んでいる人ほど効果は高く、機能が改善しています。

訓練メニューで期待できる主な効果

本書では、肩と腕、手と指の筋肉を伸ばすストレッチを中心に筋肉を強化し、運動性をアップさせる運動メニューを加えたプログラムを紹介しています。

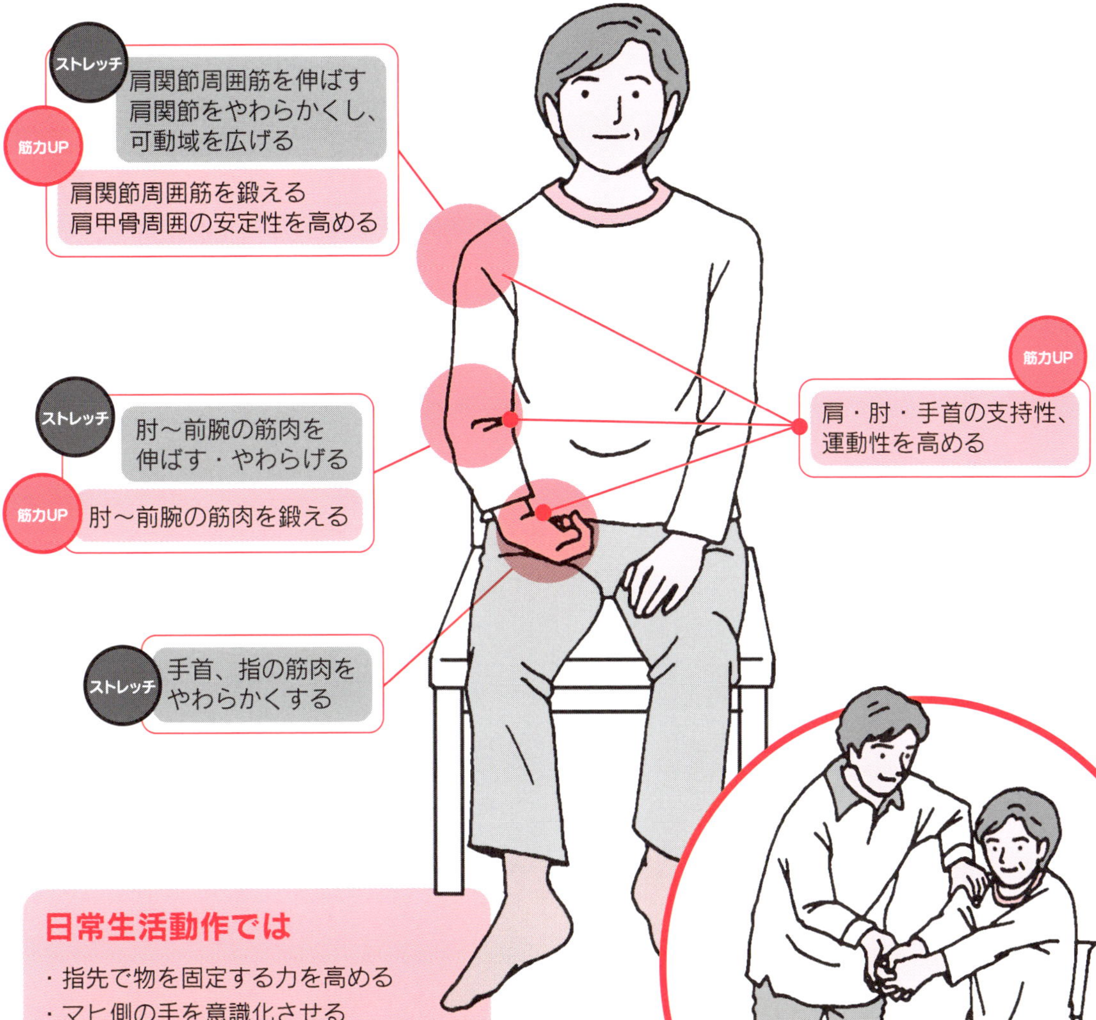
ストレッチ
肩関節周囲筋を伸ばす
肩関節をやわらかくし、
可動域を広げる
筋力UP
肩関節周囲筋を鍛える
肩甲骨周囲の安定性を高める
ストレッチ
肘～前腕の筋肉を
伸ばす・やわらげる
筋力UP
肘～前腕の筋肉を鍛える
ストレッチ
手首、指の筋肉を
やわらかくする
筋力UP
肩・肘・手首の支持性、
運動性を高める

日常生活動作では

- 指先で物を固定する力を高める
- マヒ側の手を意識化させる
- にぎって支える動作の獲得
- 物を押さえる役割「押さえ手」の獲得

etc.

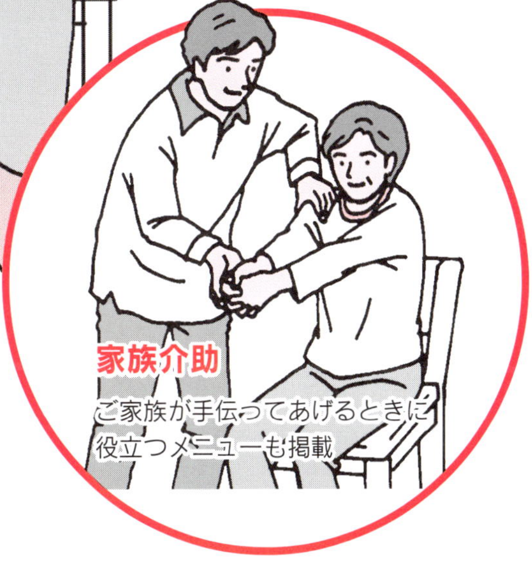
家族介助
ご家族が手伝ってあげるときに
役立つメニューも掲載

毎日コツコツ励みましょう

訓練ページの効果的な使い方

自己介助でも家族介助でも、できるだけマヒ側の手を動かすことを意識しましょう。

訓練の目的や効果を紹介しています

1回あたりの訓練で行う回数や時間の目安です

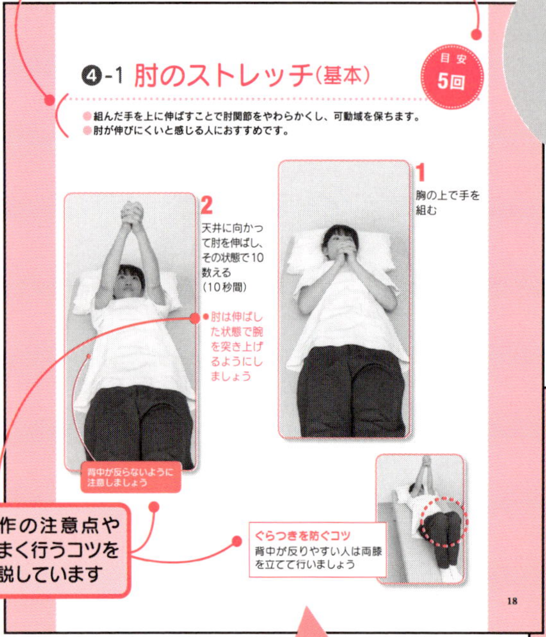
❹-1 肘のストレッチ(基本)

目安 5回

●組んだ手を上に伸ばすことで肘関節をやわらかくし、可動域を保ちます。
●肘が伸びにくいと感じる人におすすめです。

1 胸の上で手を組む

2 天井に向かって肘を伸ばし、その状態で10数える(10秒間)

●肘は伸ばした状態で腕を突き上げるようにしましょう

背中が反らないように注意しましょう

ぐらつきを防ぐコツ
背中が反りやすい人は両膝を立てて行いましょう

18

動作の注意点やうまく行うコツを解説しています

伸ばす
ストレッチ

ストレッチで筋肉を伸ばしたら、次は筋肉を鍛える運動を

鍛える
運動メニュー

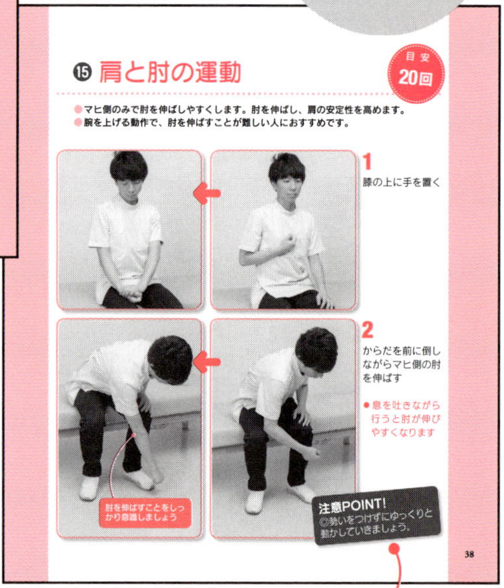
⑮ 肩と肘の運動

目安 20回

●マヒ側のみで肘を伸ばしやすくします。肘を伸ばし、肩の安定性を高めます。
●腕を上げる動作で、肘を伸ばすことが難しい人におすすめです。

1 膝の上に手を置く

2 からだを前に倒しながらマヒ側の肘を伸ばす

●息を吐きながら行うと肘が伸びやすくなります

肘を伸ばすことをしっかり意識しましょう

注意POINT!
◎勢いをつけずにゆっくりと動かしていきましょう。

38

特に注意が必要な場合のアドバイスです

緊張でつっぱる

運動や日常生活での訓練で緊張が高まったらストレッチをしましょう

※家族も手伝えるように重要な訓練には
家族介助の仕方も紹介しています

PART 1

毎日実践リハビリメニュー

肩と腕の運動

重度マヒの人の場合、肩、肘、手指の機能のうちはじめによくなるのは肩です。まずはストレッチをして、筋肉をしっかりと伸ばすことが重要です。無理やり引っ張らず、ゆっくりと動かし一番伸びた状態で10秒間ほど保ちます。その後筋肉を鍛える運動をします。

ここでの注意ポイント

1 手の組み方（自己介助）

マヒのないほうの手で、マヒ側の手の動きを助ける自己介助では、手を組む動作があります。しっかり手を組むことが大切ですが、指が硬くて手を組めない場合には、注意が必要です。間違ったやり方をしてしまうとかえって痛みが出たり、十分に腕を伸ばすことができません。

指が硬くて手を組めないときは

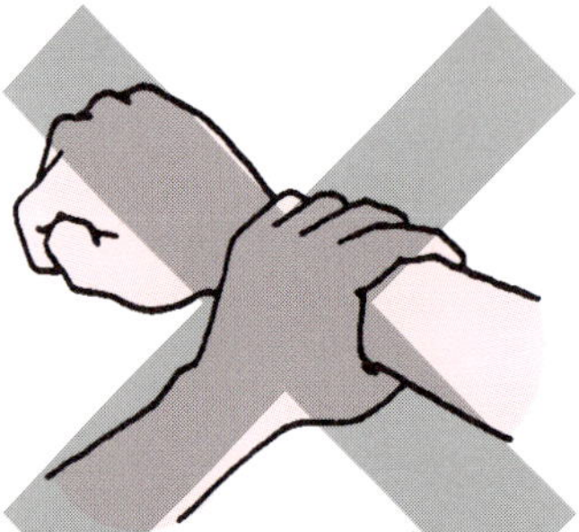

マヒ側の手首を上からわしづかみにして手を上げると、肩を痛める場合があります

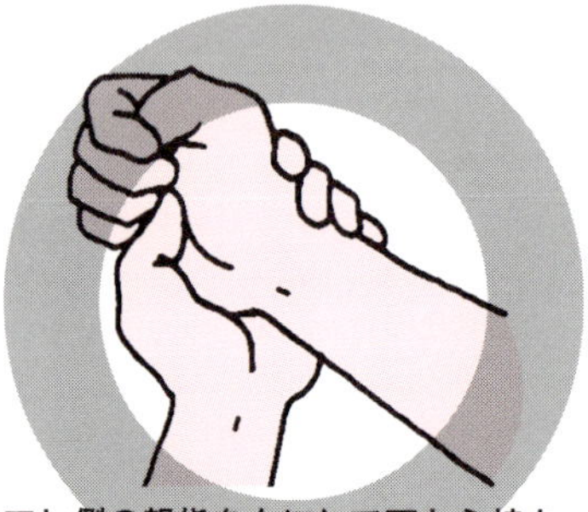

マヒ側の親指を上にして下から持ち上げるようにつかみます

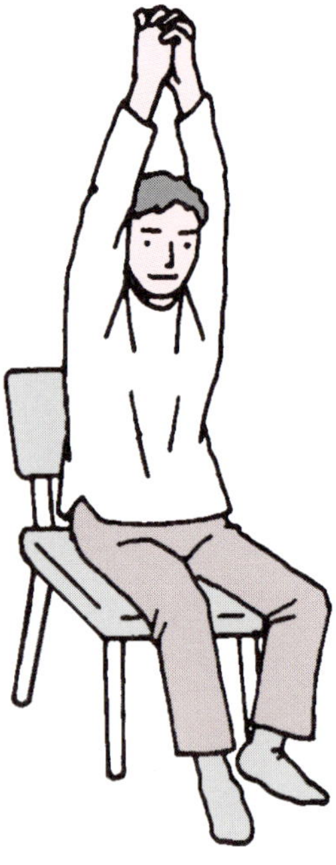

2 訓練の姿勢（座った姿勢・寝た姿勢）

座って行うものと寝て行うものを紹介しています。安定して座っていられるのなら座って訓練します。座ると不安定な人は寝た姿勢で行います。両方取り組むとさらに効果的です。また写真ではベッド上で紹介していますが、畳や床上に硬いマットを置いて行ってもよいでしょう。環境に合わせて対応してください。

安定して座っていられない場合は寝た姿勢のメニューを選びましょう

ここで紹介している写真は右マヒの例です
左マヒの人は写真を参考に左右逆で訓練してください。

❶-1 肩のストレッチ（基本）

目安
5回

● 頭の上に手を上げることによって肩関節をやわらかくし、可動域を保ちます。
● 肩周囲に硬さを感じる人におすすめのストレッチです。

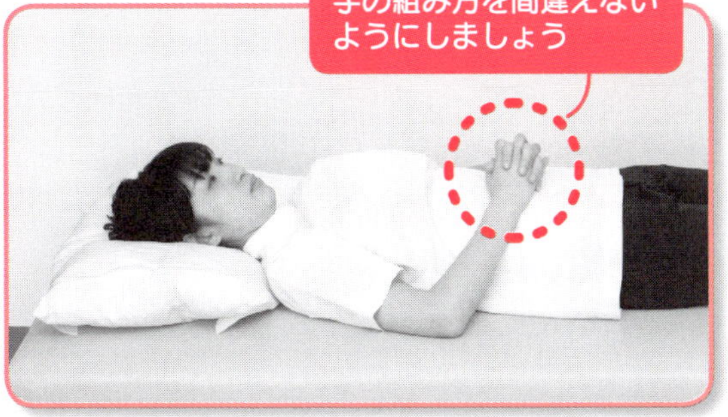
手の組み方を間違えないようにしましょう

1

手を組み、肘を伸ばす

● ベッドまたは畳の上や固めのマットの上で行います

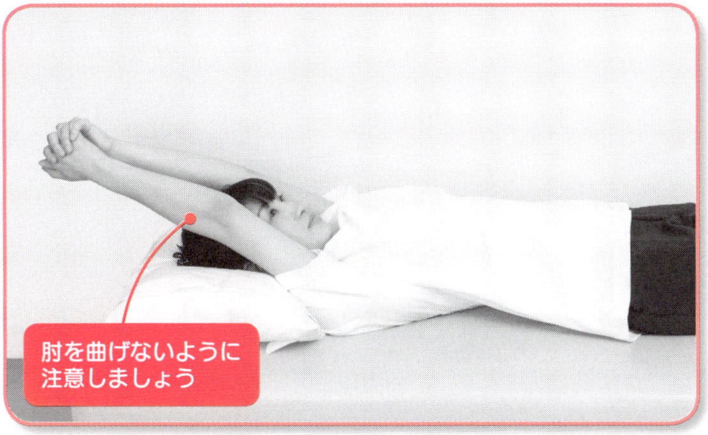
肘を曲げないように注意しましょう

2

肘を伸ばしたまま腕を頭の上に上げ、そのまま10数える（10秒間）

● 勢いをつけずにゆっくりと上げましょう

◀ できた人は❷肩のストレッチ（16ページ）にすすむ

×××うまくできないケース×××

肘が曲がり、大きく外側に開いてしまうことは失敗例の一つです。

● 両手は頭上の中央に持ってくるようにします
● 肘を伸ばすように意識しましょう

◀ 腕がうまく上げられない人は家族介助（14～15ページ）へ

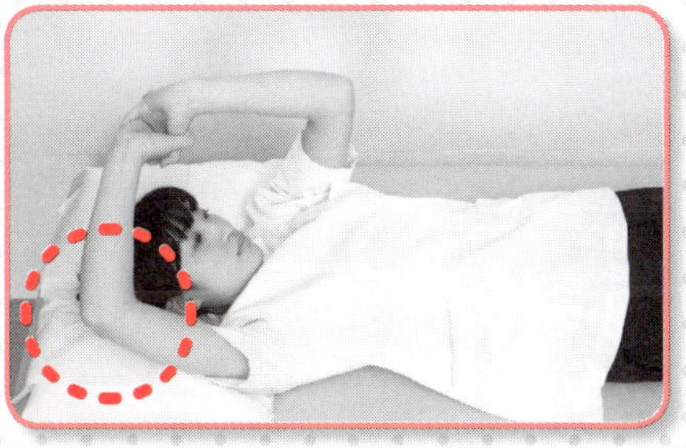

自力で手を上げられない人に

❶-2 肩のストレッチ（家族介助）

目安
5回

- 介助によって自分で上げられない範囲まで手を上げることができます。
- 肩関節をやわらかくし、可動域を保ちます。

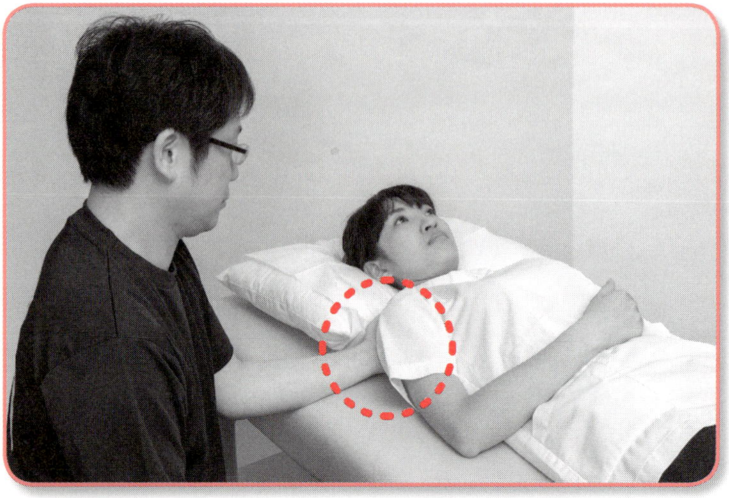

1

介助者はマヒ側の肩の下に手を入れて、肩を包み込むように持つ

- ベッドの端に寄ってもらいます。このとき転落に注意しましょう
- 余計な力がかからないように介助者はからだを寄せます

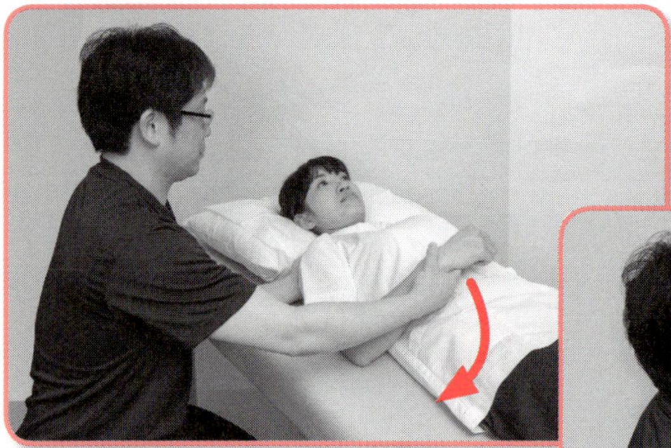

2

介助者はもう片方の手で手首を持ち腕を下げる

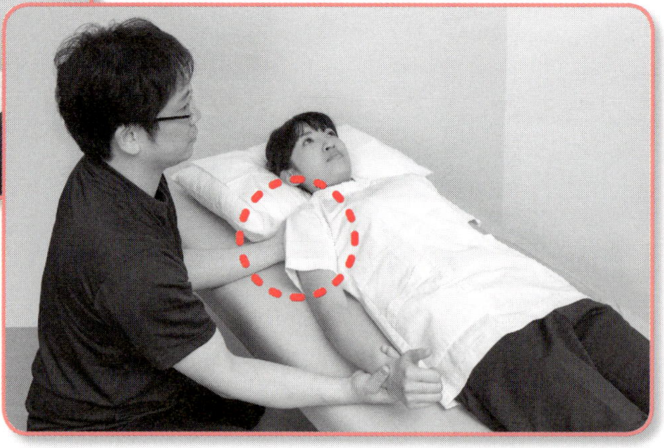

- 腕を下げる際、肩が前方に浮き上がらないように注意しましょう。浮き上がるようなら上から軽く押さえるように肩を持ちます

3

肘を伸ばしたままゆっくりと腕を上げ、介助者の肘を添わせる

- 手がねじれないように注意しましょう

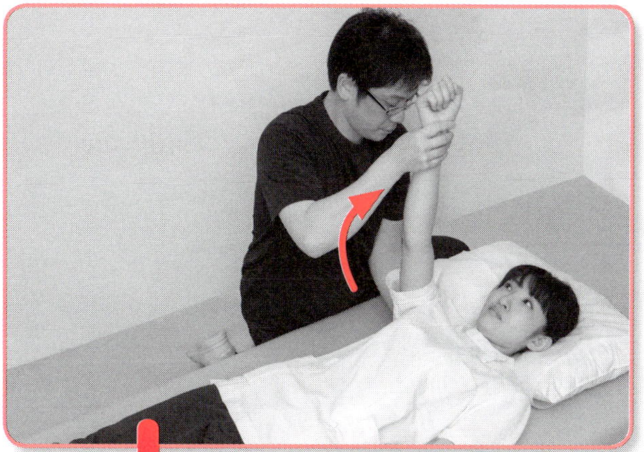

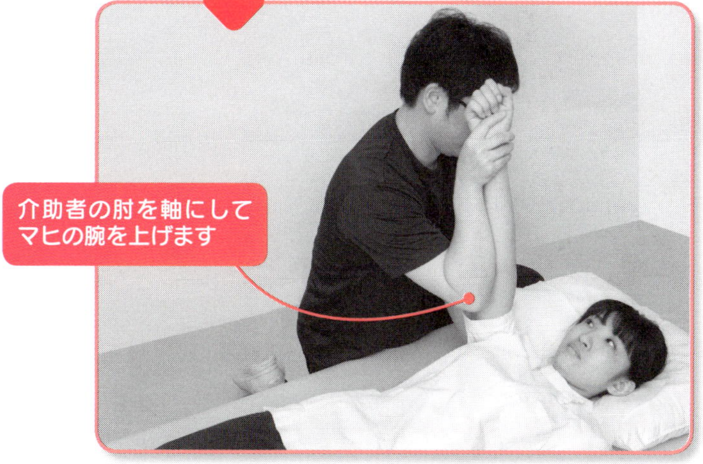

4

上がるところで止めてそのまま10数える（10秒間）

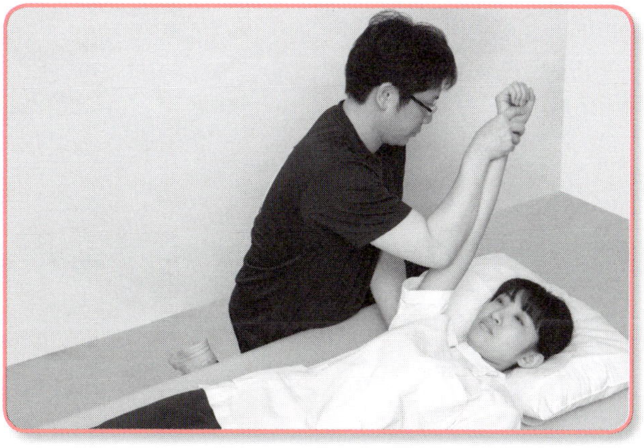

注意POINT!
◎肩に痛みがある場合、本人に聞きながら加減しましょう。痛みが出ない範囲で行ってください。

❷ 肩のストレッチ

目安
5回

- 手のひらを上に向け、腕を上げることで肩関節をやわらかくし可動域を広げます。
- 両手を組んで上げることができた人が行うことをおすすめします。

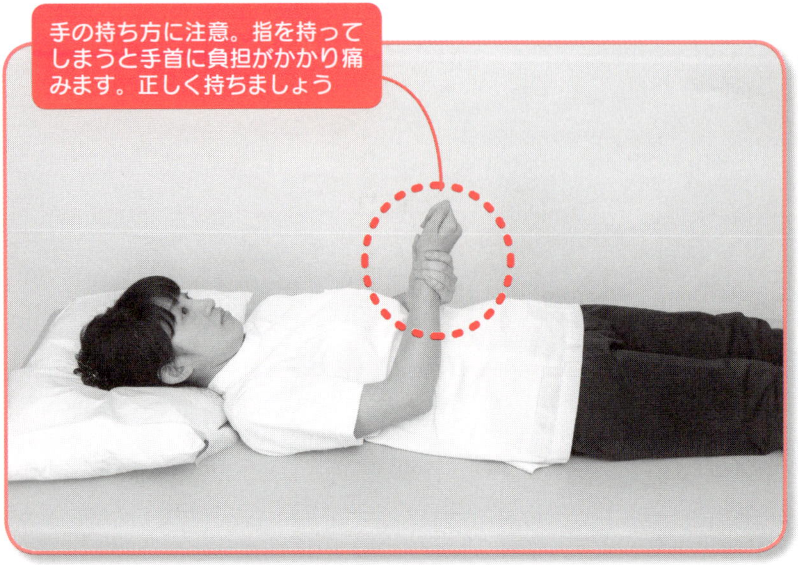
手の持ち方に注意。指を持ってしまうと手首に負担がかかり痛みます。正しく持ちましょう

1

手のひらを上にしたまま、マヒのない手で手首よりやや上を持つ

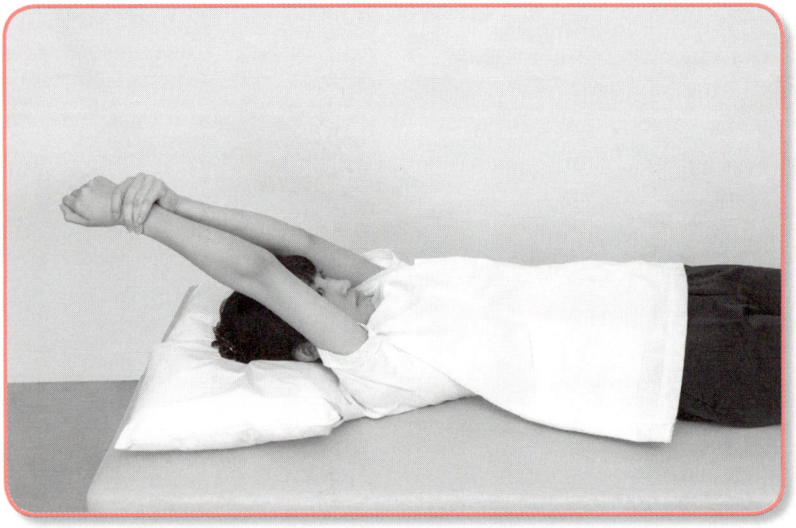

2

肘を伸ばしたまま腕を頭の上に上げて10数える（10秒間）

- 腕が左右対称に上がるように意識しましょう
- 肩に痛みが出ない範囲で行います

❸ 肩周囲のストレッチ

目安 20回

●左右に腕を動かすことによって肩甲骨周囲の筋肉を伸ばします。
●肩甲骨の周りが硬い人におすすめです。

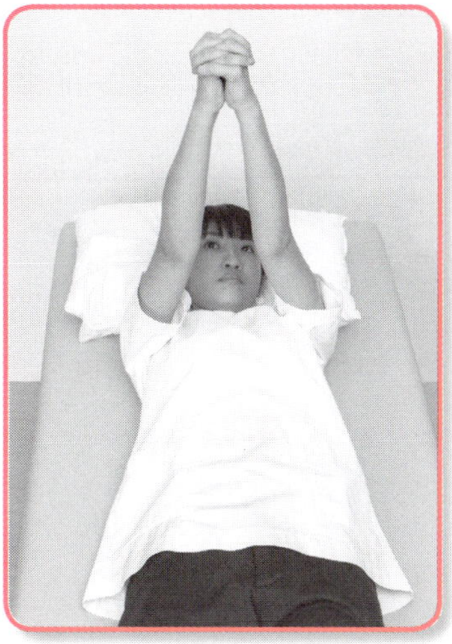

1

手を組み、天井へ向かって伸ばす

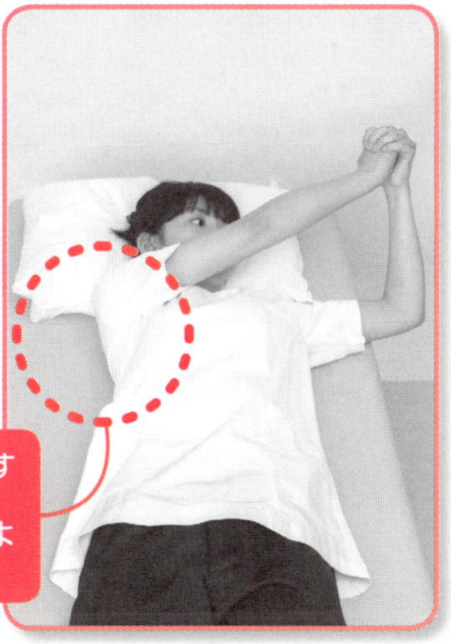

2

マヒ側の手を反対側に持っていく

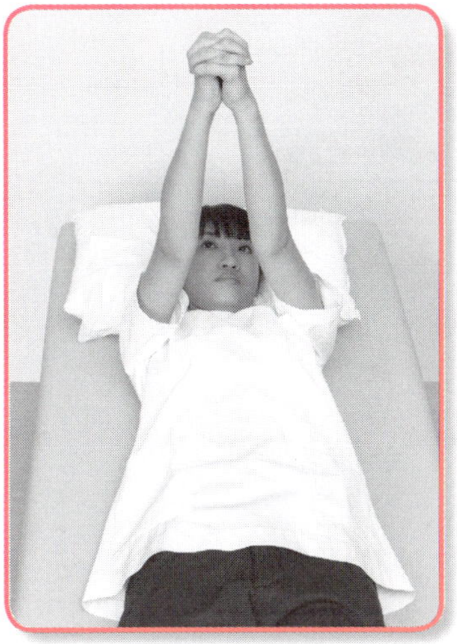

3

もとの1の位置に戻す

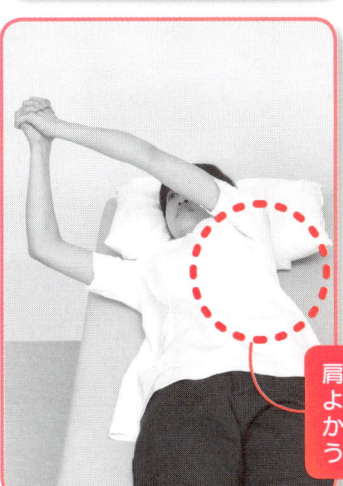

4

マヒ側に手を持っていく

肩甲骨の周囲を伸ばすように意識して、からだがねじれないようにしましょう

注意POINT! ◎肩の亜脱臼がある場合は痛みが出ないように注意しましょう。

❹-1 肘のストレッチ（基本）

目安
5回

- 組んだ手を上に伸ばすことで肘関節をやわらかくし、可動域を保ちます。
- 肘が伸びにくいと感じる人におすすめです。

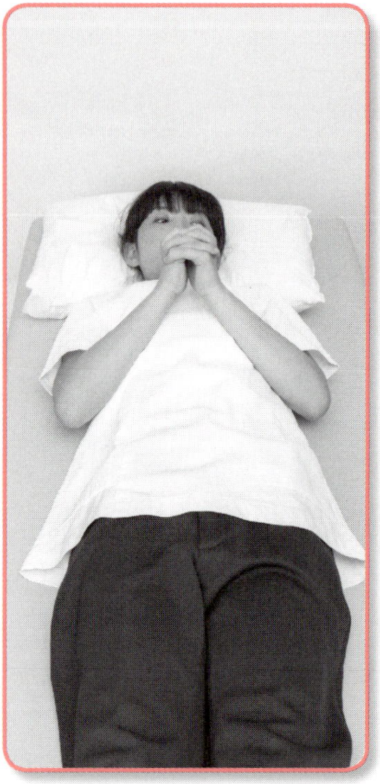

1

胸の上で手を組む

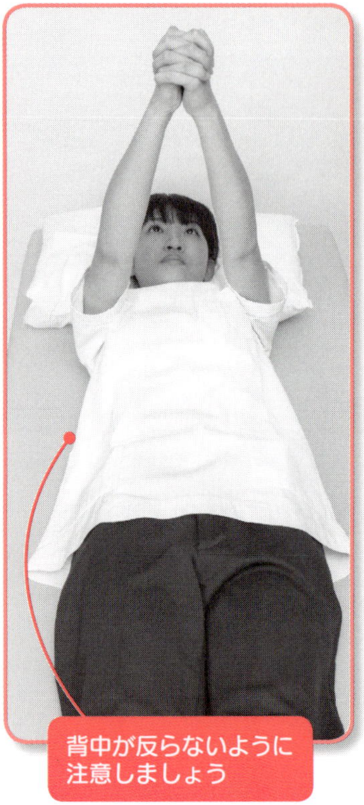

2

天井に向かって肘を伸ばし、その状態で10数える（10秒間）

- 肘は伸ばした状態で腕を突き上げるようにしましょう

背中が反らないように注意しましょう

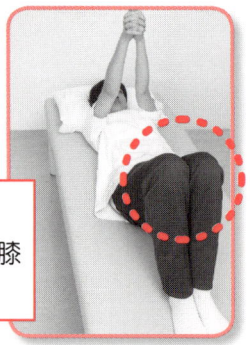

ぐらつきを防ぐコツ

背中が反りやすい人は両膝を立てて行いましょう

自力で肘を伸ばせない人に

④-2 肘のストレッチ（家族介助）

目安
5回

- 自力でできない人だけでなく、自分で十分に伸ばせない人におすすめです。
- 介助してもらうことで自分で伸ばせない範囲まで伸ばすことができます。

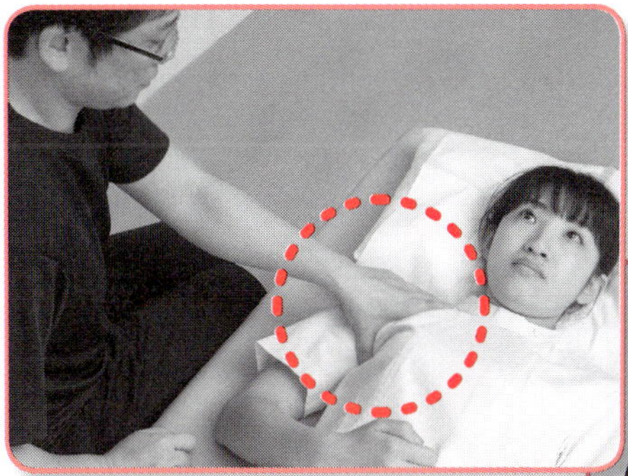

1

介助者はマヒ側の肩に手を添える

2

前腕を軽く持つ

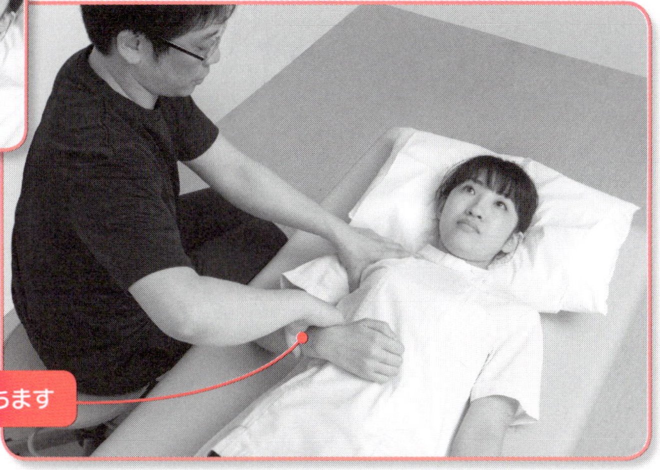

手首の少し上を持ちます

3

肘を伸ばしていき、そのまま10数える（10秒間）

- 時間をかけてゆっくり伸ばしましょう

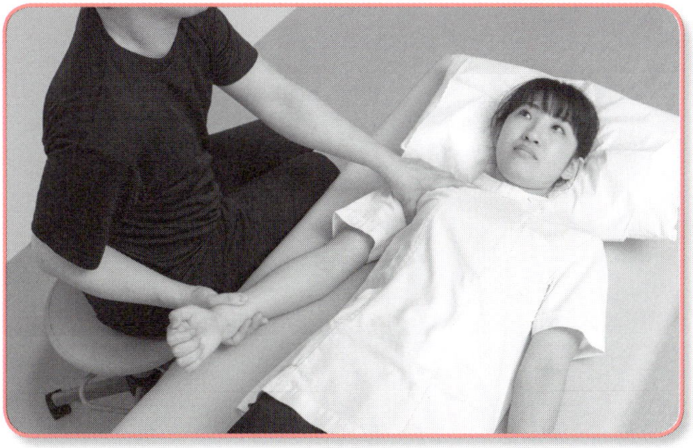

注意POINT!
◎肩がベッドから浮かないようにしましょう。

自力で前腕を回せない人に

⑤ 肘・前腕・指のストレッチ（家族介助）

目安
5回

● 介助されることで自分で回せない範囲まで前腕を回すことができます。
● 肘・前腕（手のひら側）・指の筋肉を伸ばします。

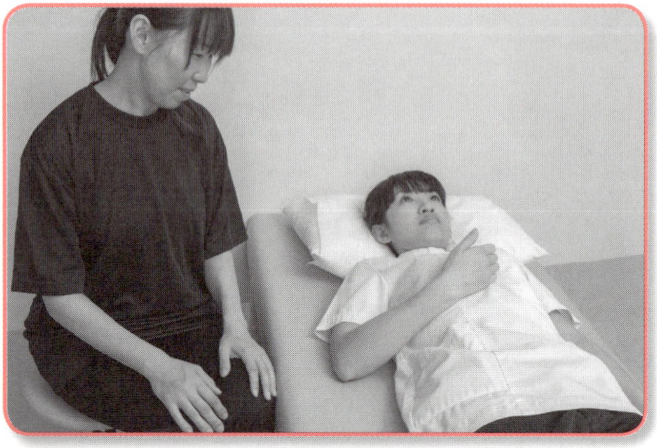

1

介助者はマヒ側に座る

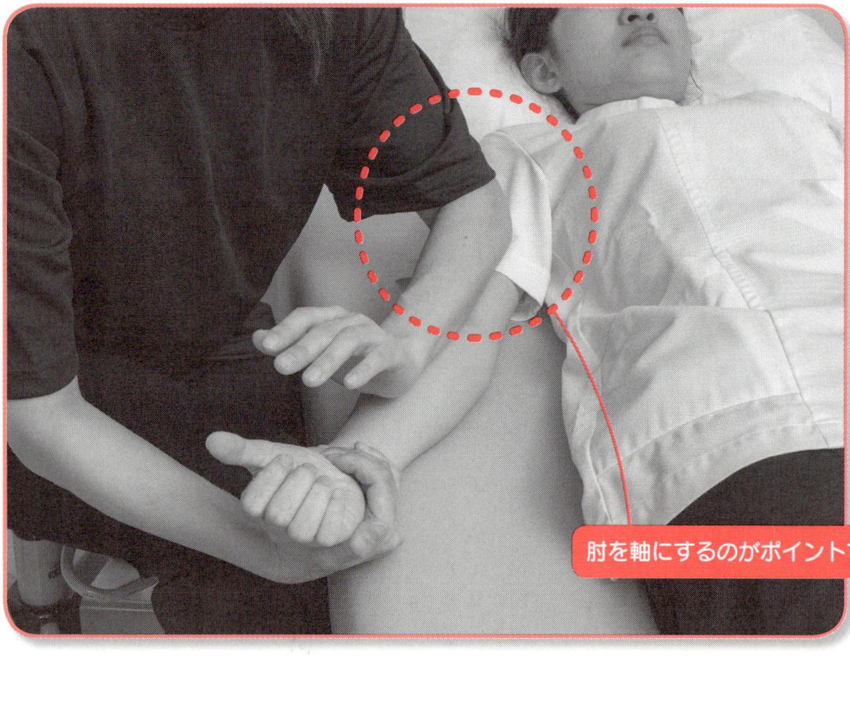

2

マヒ側の肘の少し上ほうに介助者の肘を置く

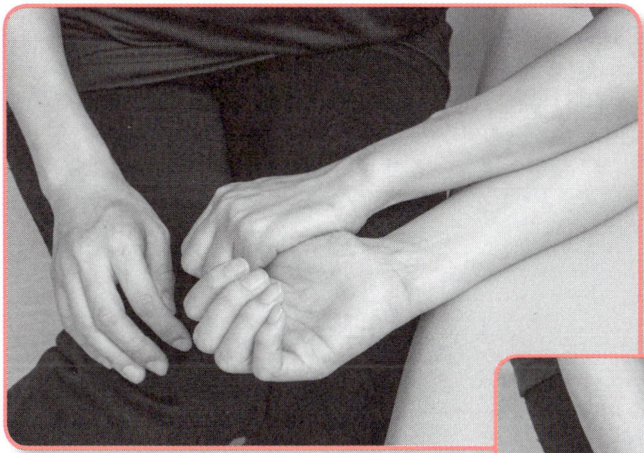

3

肘を押さえながら、
マヒ側の手の親指を
持つ

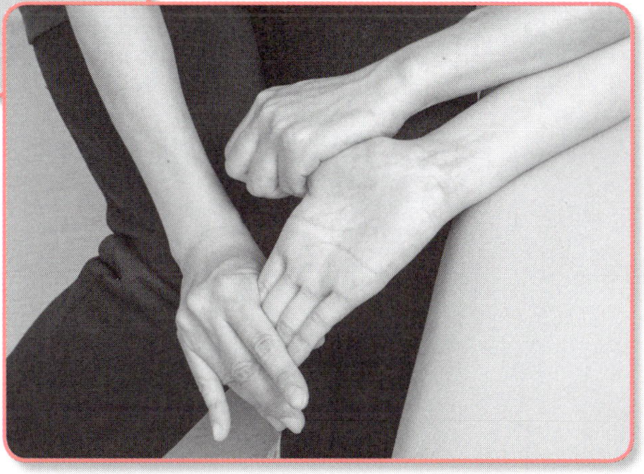

4

もう片方の手でマヒ側の手
のひらを広げ天井に向ける

5

肘を押さえたまま、人さし指から小
指までを一緒に伸ばし10数える
(10秒間)

天井に手のひらが向くほうへ前
腕を回すように意識しましょう

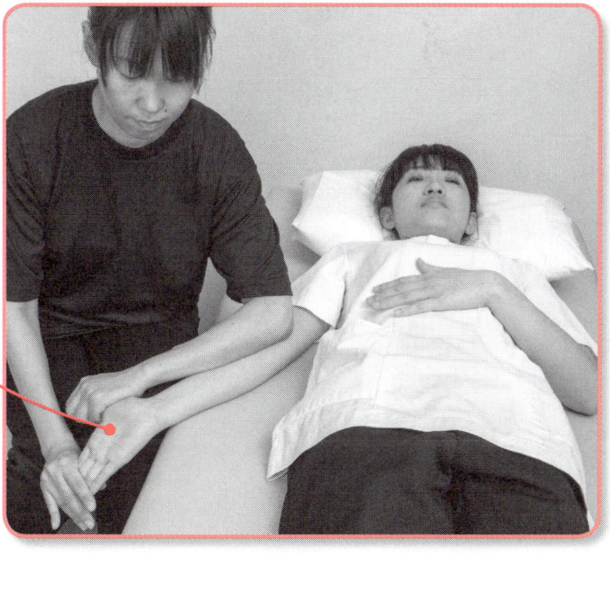

注意POINT!

◎手首を無理やりねじると関節を痛めてしまうので、少しずつゆっくりと伸ばしてください。

❻-1 肩のストレッチ（基本）

目安
20回

- 肩関節をやわらかくし、可動域を保ちます。
- 下から上へ腕を上げることで肩甲骨の動きを引き出します。

1

座って手を組み、肩を前に出す

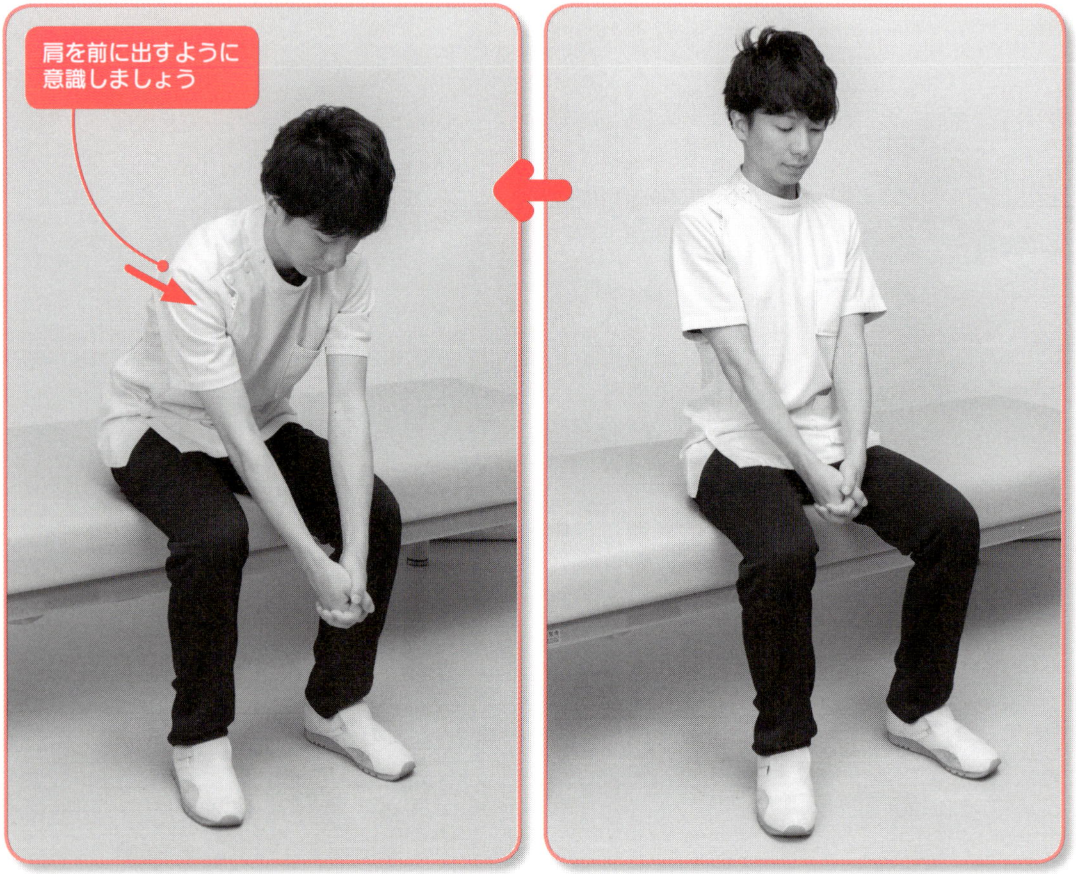

2

床まで腕を下げる

●筋肉のつっぱりが強い人は、腕を下に落とすと筋肉に緩みが出るので肘が伸ばしやすくなります

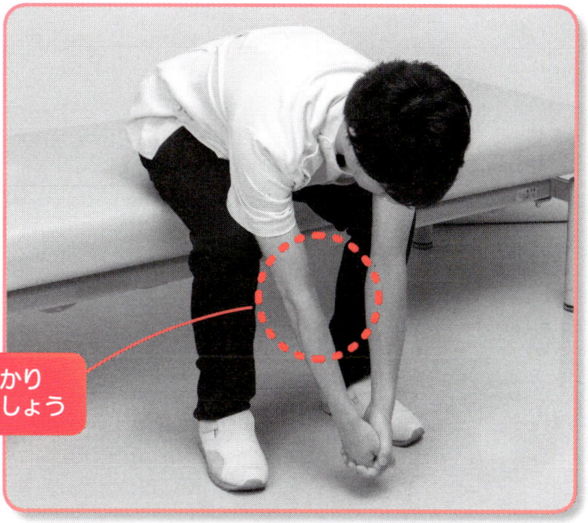

3

天井に向かって高く腕を上げ、10数える
（10秒間）

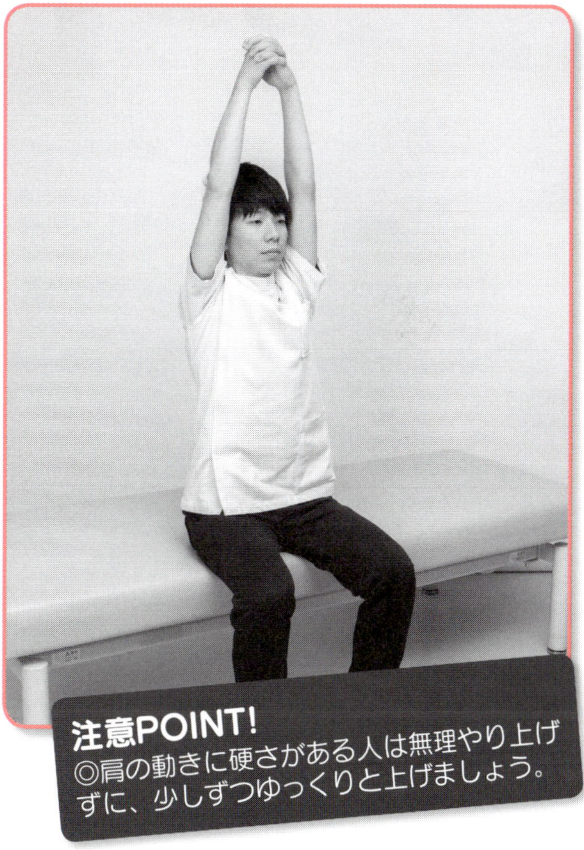

4

もとに戻す

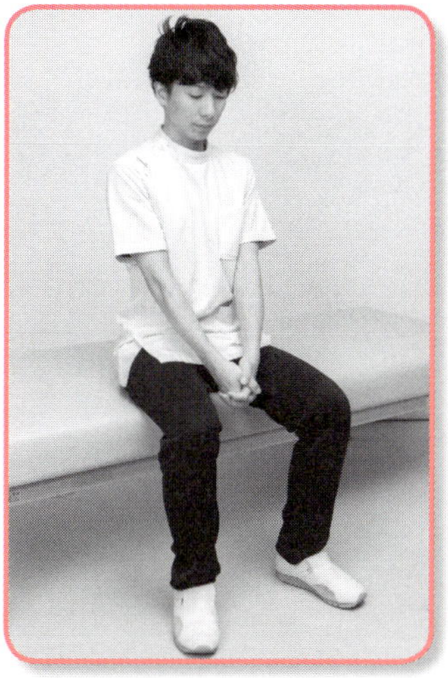

注意POINT!
◎肩の動きに硬さがある人は無理やり上げずに、少しずつゆっくりと上げましょう。

◀失敗例とポイントは次ページ
（24～25ページ）へ

❻-2 肩のストレッチ うまくできないケース

×××失敗例 1×××

腕が十分上がらない

手首を上から持って腕を上げるとねじれてしまいます。マヒがある人は感覚も鈍くなっているため痛みがわかりにくいので、注意が必要です。
手を組めない場合はマヒ側の親指が自分のほうへ向くようにして、マヒ側手首を下からもちます。

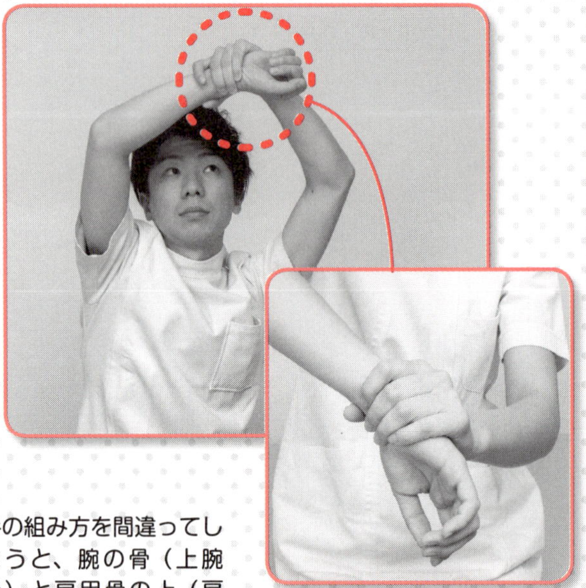

手をこのように持ってしまっているから

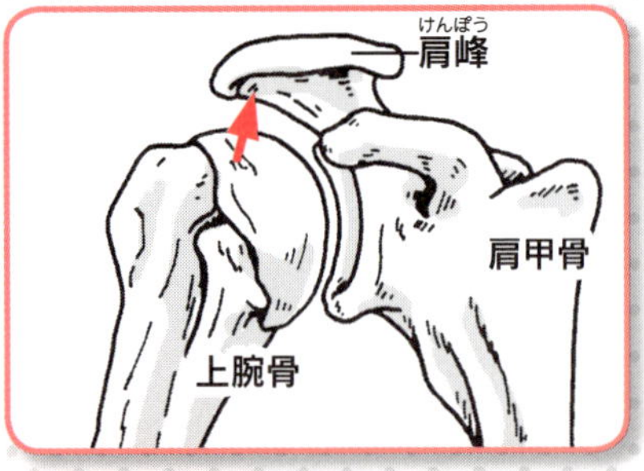

手の組み方を間違ってしまうと、腕の骨（上腕骨）と肩甲骨の上（肩峰）が衝突し、その間にある組織を痛めてしまいます。

正しい持ち方

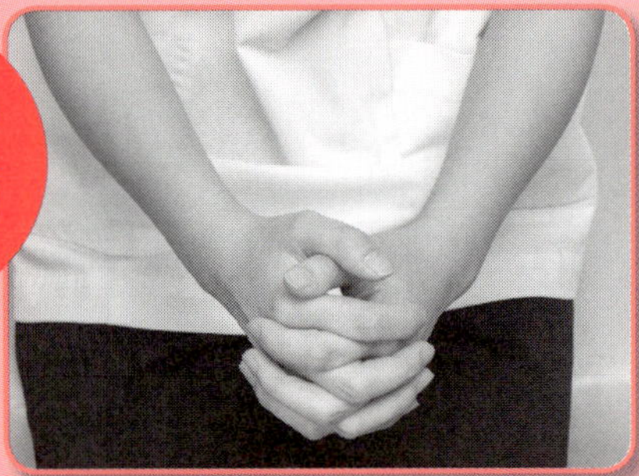

手を組む

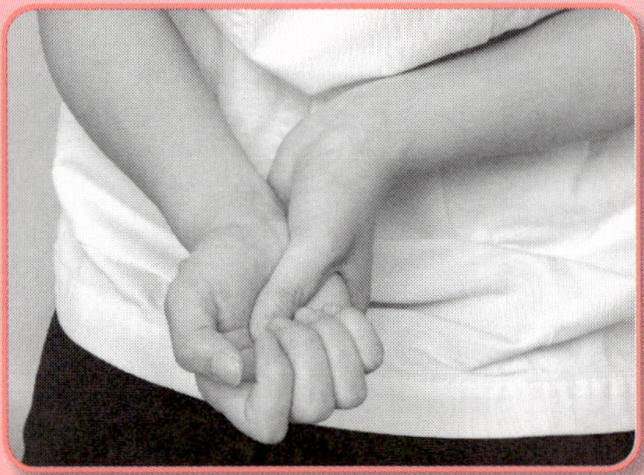

マヒ側の手首を下からすくうように持つ

×××失敗例 2×××

腕を上げると同時に、過度に背中を反らしてしまう

背中はまっすぐに伸ばす程度にしましょう。背中を反らすと腰を痛めやすくなるので、気をつけましょう。

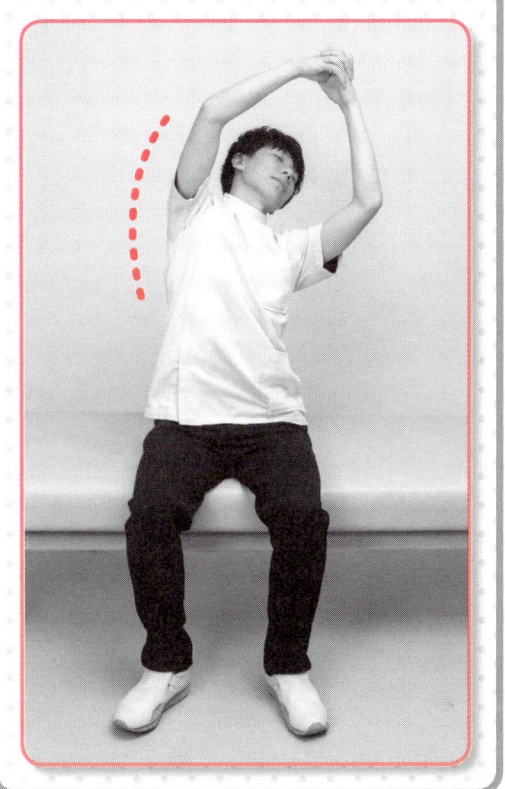

×××失敗例 3×××

背中が曲がったまま腕を持ち上げてしまう

背中を曲げて腕を上げてしまうと肩甲骨がうまく動かずに、肩の痛みが出やすくなってしまいます。背筋をまっすぐ伸ばすように意識しましょう。

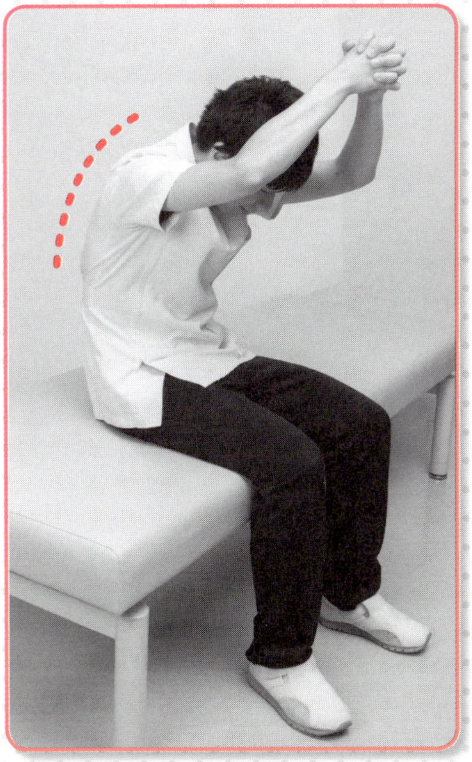

❼ 胸周りのストレッチ

目安
5回

- 胸や肩甲骨周りの筋肉をやわらかくし、腕を動かしやすくします。
- 肩関節周囲と胸の筋肉が硬い人におすすめです。

1

背部で手を組む

2

肘を伸ばしながら後方へ引き、10数える（10秒間）

- 手を組めない場合はマヒ側の手首を反対の手で持ちます

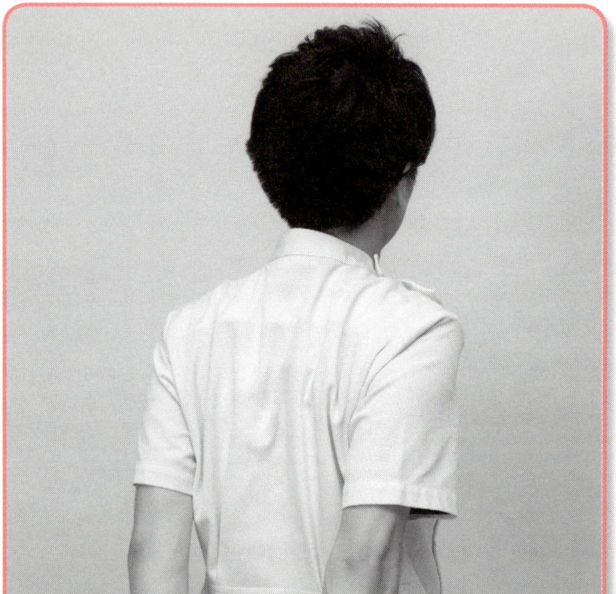

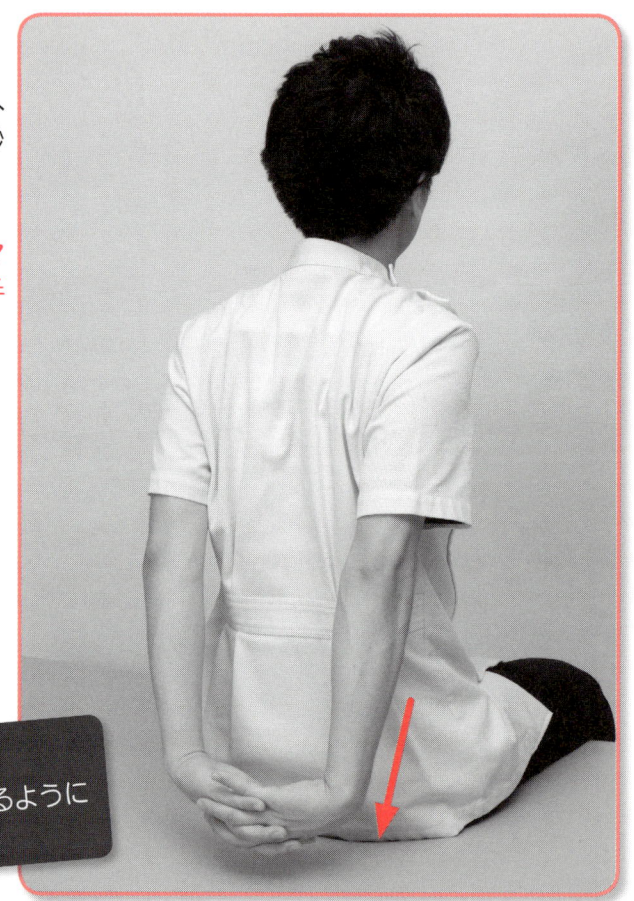

注意POINT!
◎肩甲骨を後ろに引き寄せるように意識しましょう。

❽ 肘のストレッチ

目安 5回

●肘をゆっくりと伸ばすことにより、硬くなりやすい肘を曲げる筋肉をやわらかくし、肘関節の動きをよくします。肘の曲げ伸ばしが難しい人におすすめです。

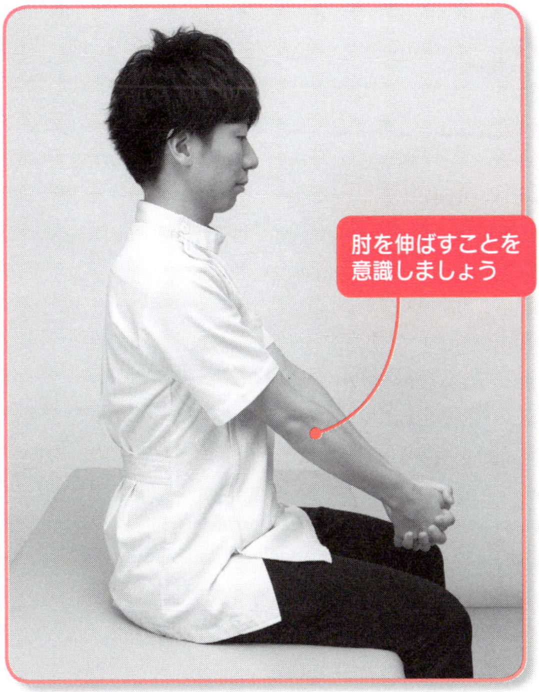

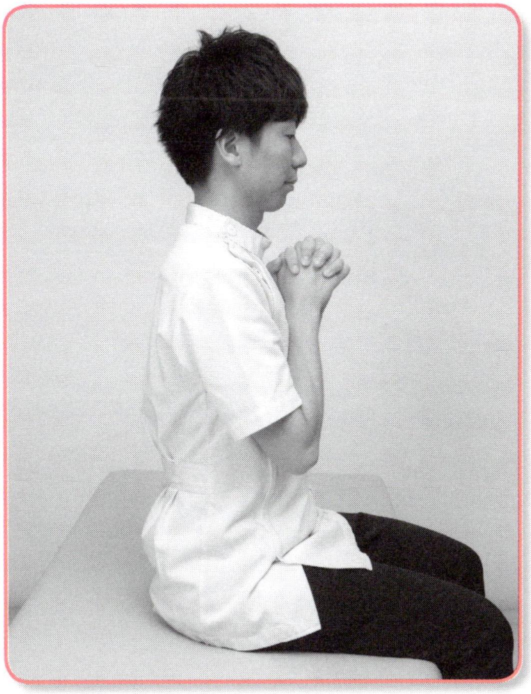

2

肘を伸ばしていき、その状態で
10数える（10秒間）

●勢いをつけずにゆっくりと伸ばしましょう

1

手を組んで肘を曲げた状態で
10数える（10秒間）

注意POINT!
◎肘の位置は動かさないように意識して行いましょう。

❾ 肩甲骨突き出し運動

目安
20回

- 肩甲骨周囲の安定性を高め、肩の重みを軽減します。
- 肩甲骨周囲に重みを感じる人、肩が後方に引きがちな人にもおすすめです。

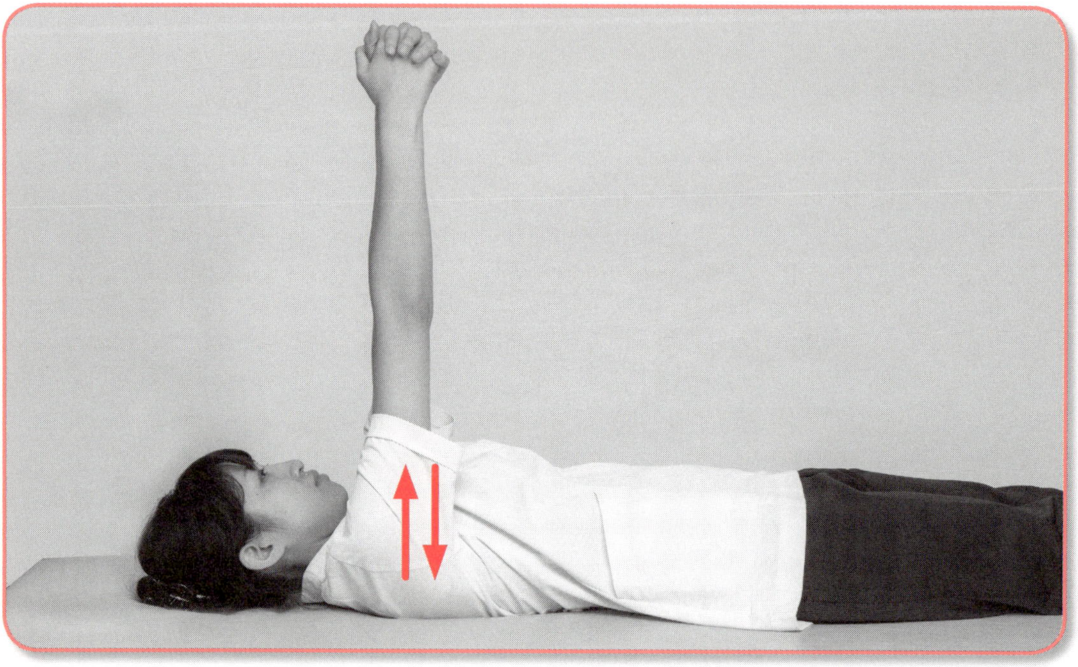

1

両手を組んで、天井に向けて
腕を突き出す

2

肘を伸ばした状態のまま肩を上げ下げする

- 肩甲骨がからだの前に出ていくことを感じながら行います
- あごが前に出ないようにしましょう

注意POINT!

◎背中が反らないように注意しましょう。背中が反りやすい人は両膝を立てて行いましょう。

⑩ 肩回し運動

目安 20回

- 肩関節周囲の筋肉を強くします。また肩の安定性を高めます。
- 肩関節周囲の力が弱くマヒ側だけでは動かしにくい人におすすめです。

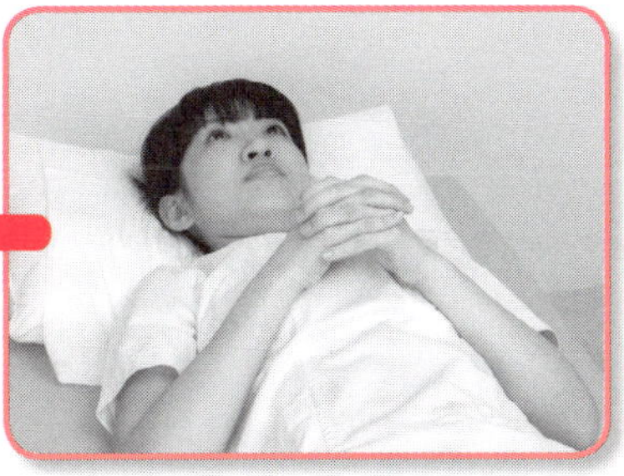

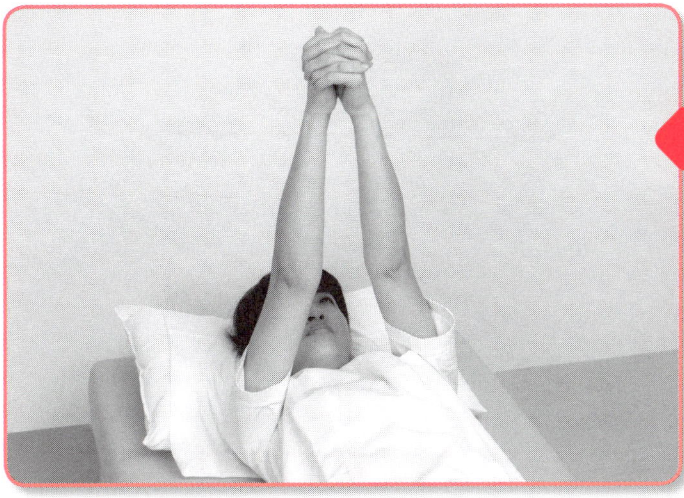

1

両手を組んで天井に向けて伸ばす

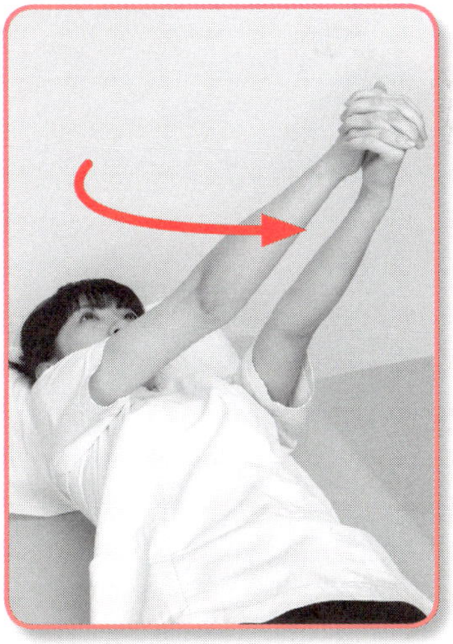

2

手を組んだ状態でゆっくり回す

- 肩でしっかり回すよう意識しましょう

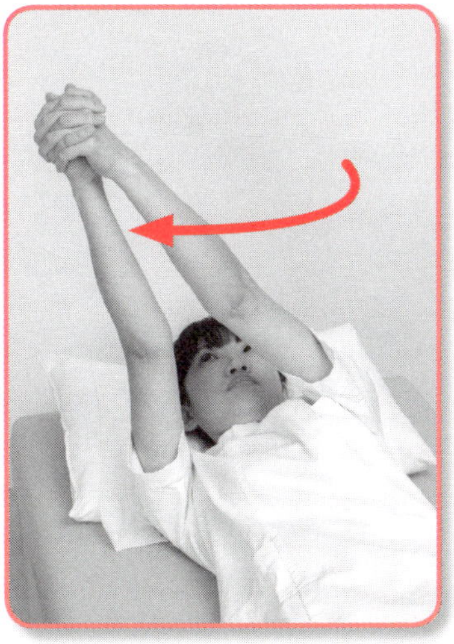

3

逆方向も行う

- 丸い円を描くように心がけましょう

注意POINT! ◎肩を回すことを意識して、からだ全体がねじれないように注意しましょう。

⑪-1 肘伸ばし運動（ボールを使って）

目安
20回

- 横向きに寝てボールを使うと、肘伸ばしの運動になります。マヒ側のみで肘を伸ばすことで肩甲骨周囲と肘を伸ばす筋肉を鍛えます。
- 寝ても座ってもマヒ側だけでわずかでも腕を上げられる人には効果的です。

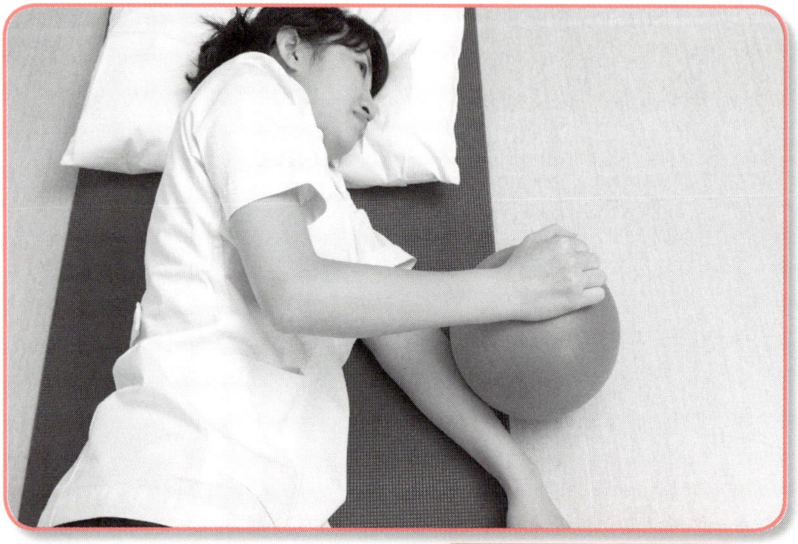

1

ボールの上に手を置き引き寄せる

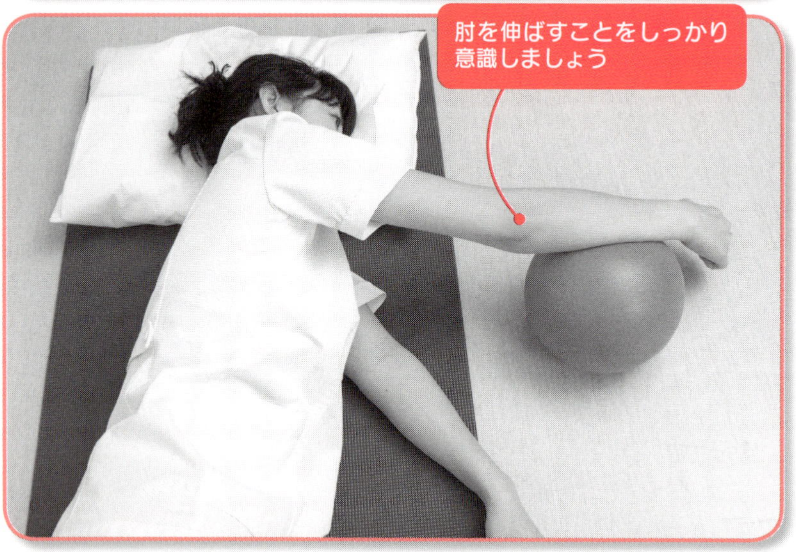

2

引き寄せた状態から反対にボールを前に出す

注意POINT!
◎肩の痛みが出ないように注意しましょう。

目安
20回

⑪-2 肘伸ばし運動

- 寝た姿勢で肘を伸ばしていく伸展運動です。マヒのないほうの手で補助してマヒ側の肘の筋肉を強化します。
- マヒ側だけでは肘を伸ばしにくい人におすすめです。

1

手を組んで額にのせる

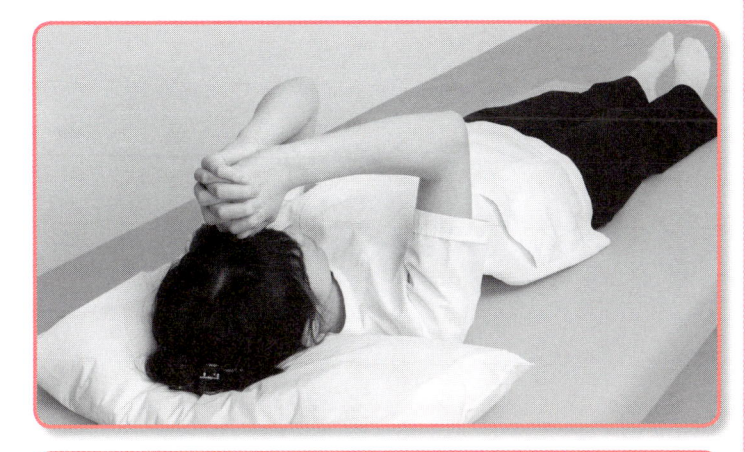

2

天井に向かって肘を伸ばす

3

もとの位置に戻す

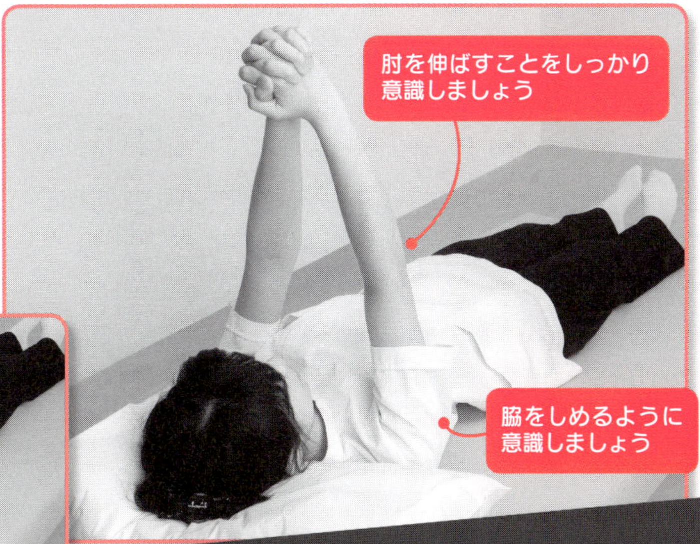
肘を伸ばすことをしっかり意識しましょう
脇をしめるように意識しましょう

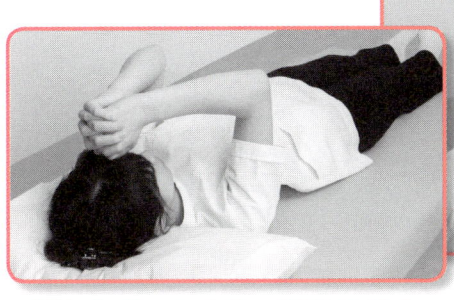

- 慣れたらマヒのないほうの手の力を借りすぎないように

注意POINT!
◎肘が外側に開きすぎないように注意しましょう。

⑫ 肘の運動

目安
20回

- マヒ側のみで肘を伸ばすことで、肘を鍛えます。
- この動きは肩の安定性も必要になるので、マヒ側のみで肘を伸ばせる人におすすめです。

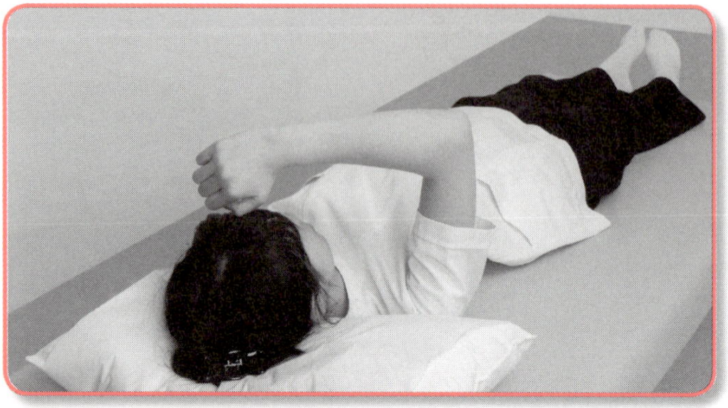

1

マヒ側の手を額にのせる

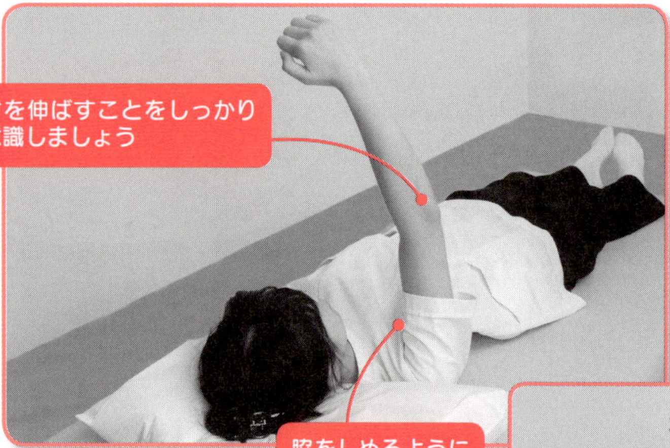

肘を伸ばすことをしっかり意識しましょう
脇をしめるように意識しましょう

2

マヒ側のみで天井に向けて手を伸ばし、もとの位置に戻す

肘のぐらつきを防ぐコツ

慣れるまではマヒのないほうの手で肘を支えて行いましょう

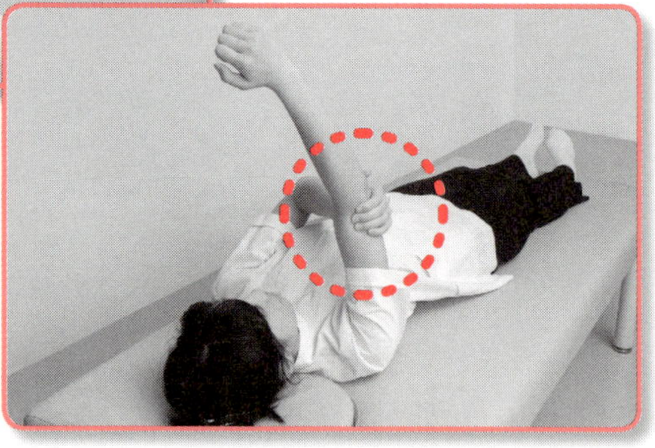

注意POINT!

◎肘が外側に開きすぎないように注意しましょう。

⑬ 肩甲骨の運動

目安 20回

- 肩甲骨を上下、前後に動かし、肩甲骨の周りの筋肉をやわらかくします。
- 両肩を同時に動かすことが重要です。肩の動きの少ない人も練習ができます。

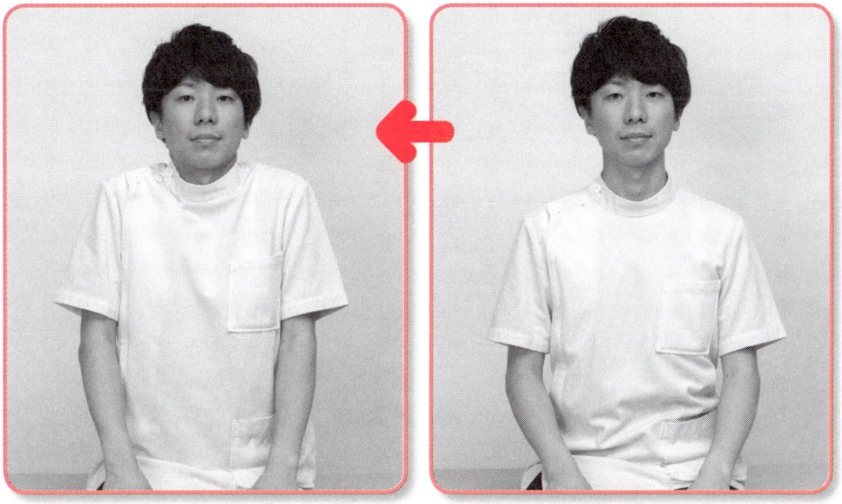

1

肩を上下に動かす

- 大きく動かすように意識しましょう

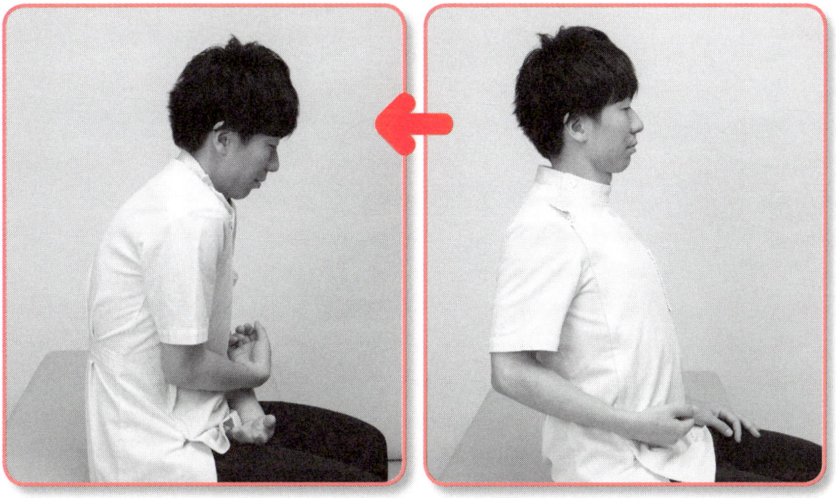

2

肩を前後に動かす

注意POINT! ◎動かすイメージがわかないときは鏡を見ながら行いましょう。

⑭-1 腕上げの運動（両手で）

目安
20回

- 座った状態での腕を上げる練習です。
- マヒ側のみで腕が上がらない場合に、もう片側の力を借りながら腕を上げます。

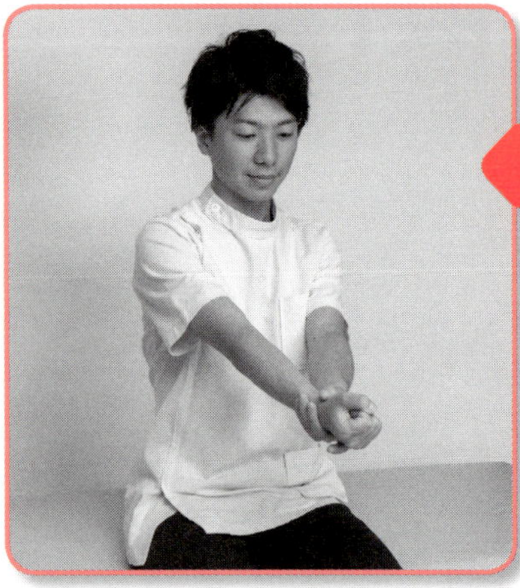

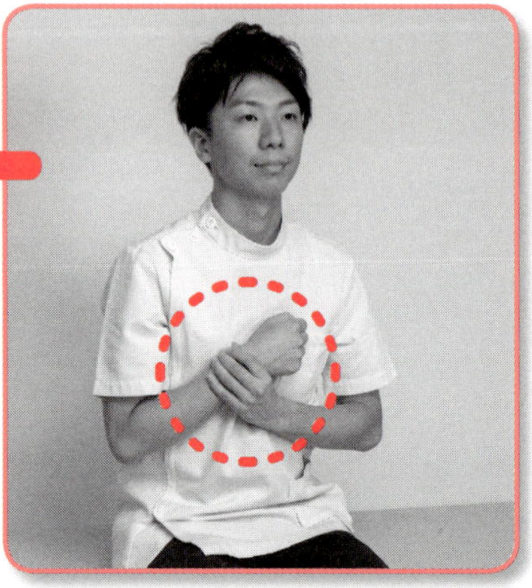

1

マヒ側の手首を持って腕を前に出す

- 背筋をまっすぐ伸ばしましょう

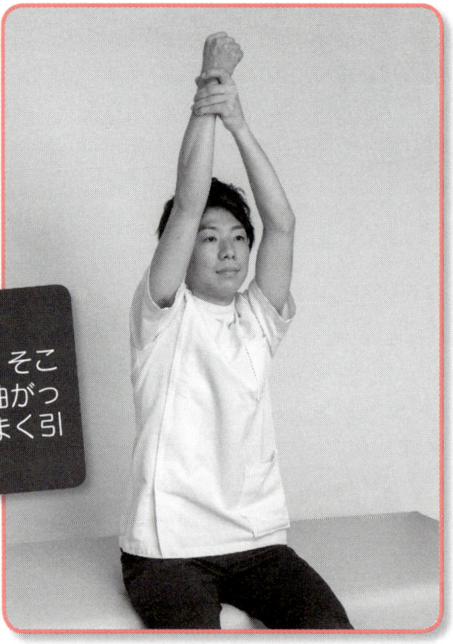

2

天井に向かって上げる

- マヒ側の腕を上げるように意識しましょう

注意POINT!
◎肘が曲がってくる場合は、そこまでにしましょう。背中が曲がっていると肩甲骨の動きをうまく引き出せません。

◀うまくできない人は
36～37ページへ

手が組める人　手が組める人は組んだほうが腕は上がります

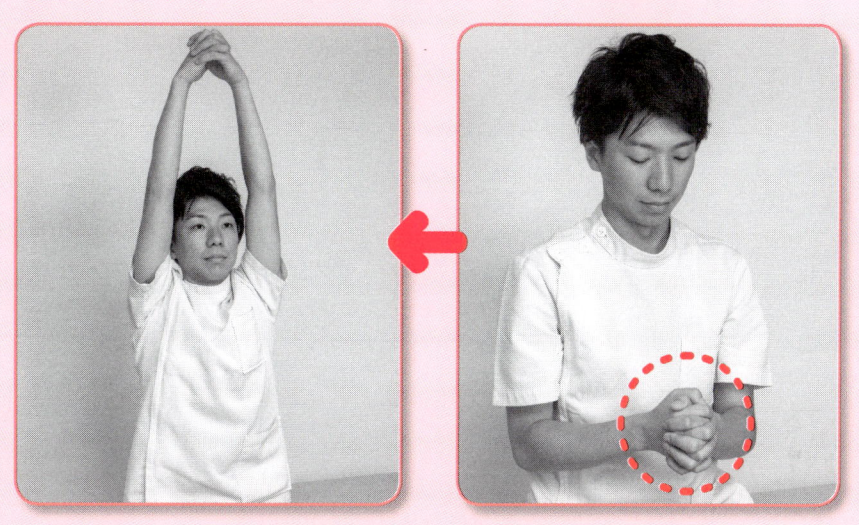

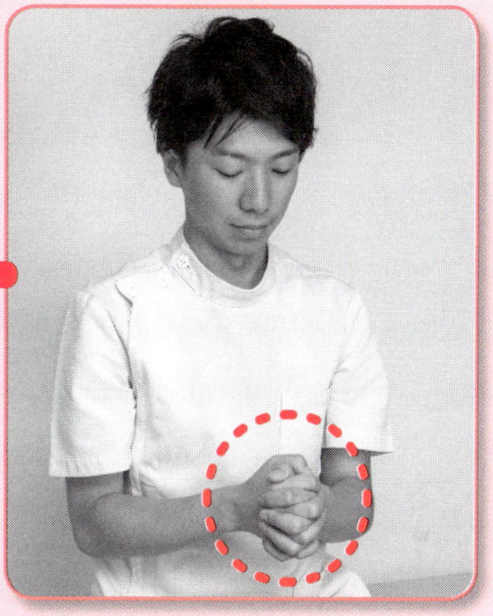

マヒ側のみで腕を上げられる人

⑭-2 腕上げの運動（片手で）

- マヒ側のみで腕を上げられる人におすすめの運動です。
- 肩の筋肉を強化します。できる範囲で腕を上げましょう。

- 背筋をまっすぐ伸ばしましょう

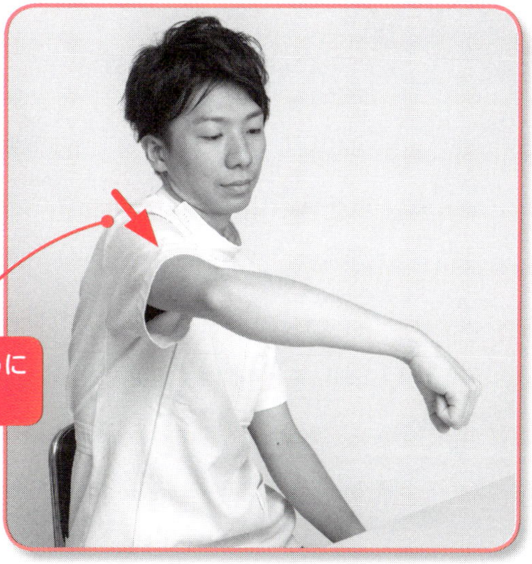

肩を前に突き出すように意識しましょう

自力で腕を上げられない人に

⑭-3 腕上げの運動（家族介助）

目安
20回

●家族と行うことで自分で上げられない範囲まで手を上げることができます。
●自分で腕を十分に上げることが難しい人にもおすすめです。

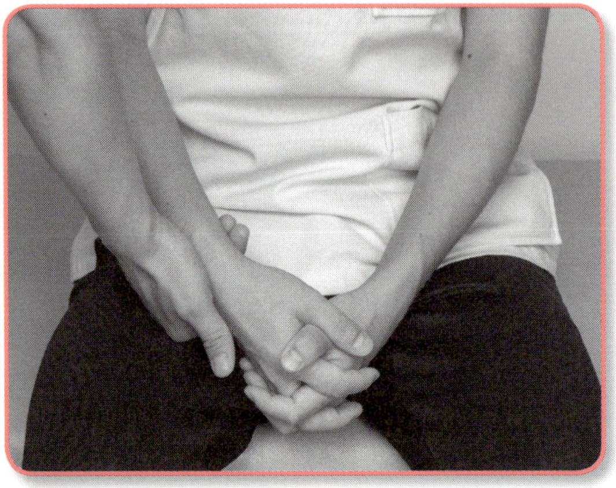

1

手を組む

2

介助者はマヒ側の手首の少し上（前腕）を持つ

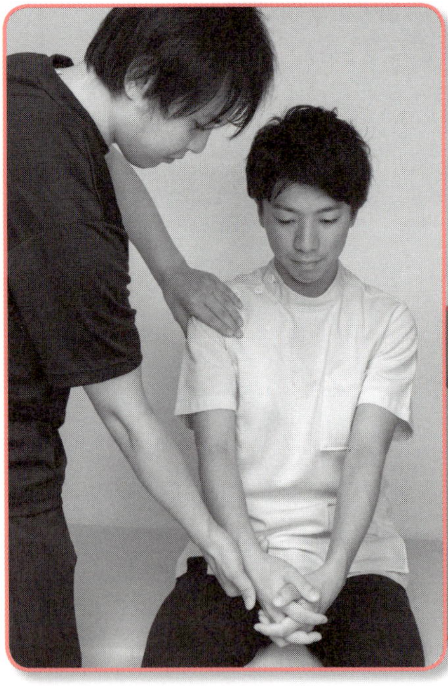

3

肩に手を当てる

●肩の上部の筋肉（三角筋）を軽くつかむと、筋肉に力が入りやすくなります

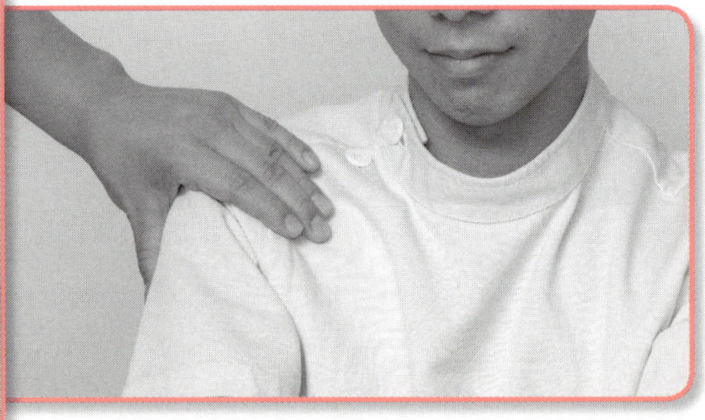

4

介助しながら一緒に腕を上げる

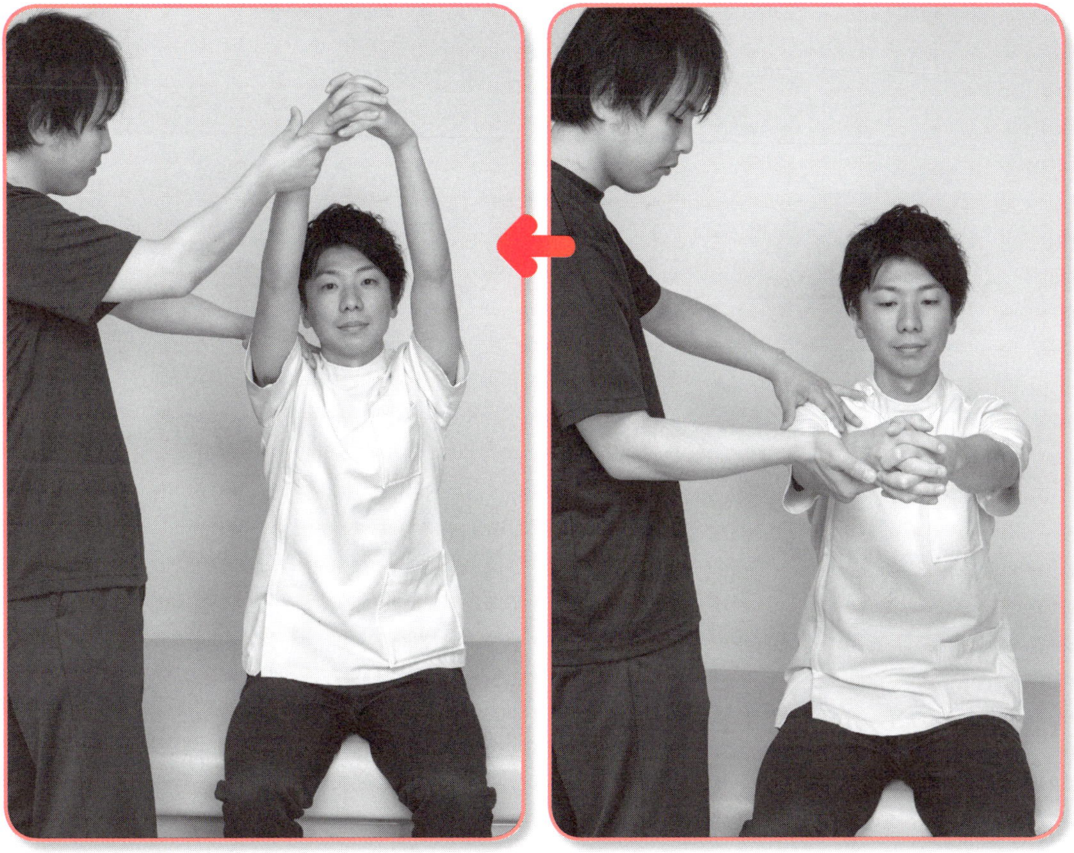

注意POINT! ◎肩が後ろに引けたり、過度に背中が反らないように介助しましょう。

⑮ 肩と肘の運動

目安
20回

●マヒ側のみで肘を伸ばしやすくします。肘を伸ばし、肩の安定性を高めます。
●腕を上げる動作で、肘を伸ばすことが難しい人におすすめです。

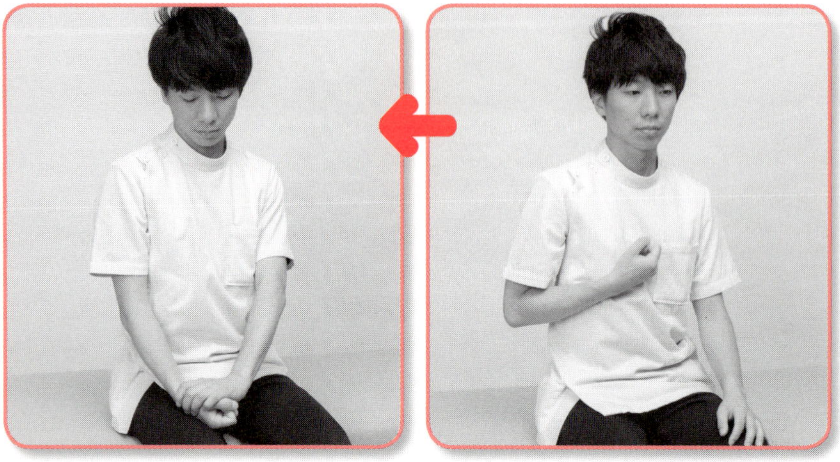

1

膝の上に手を置く

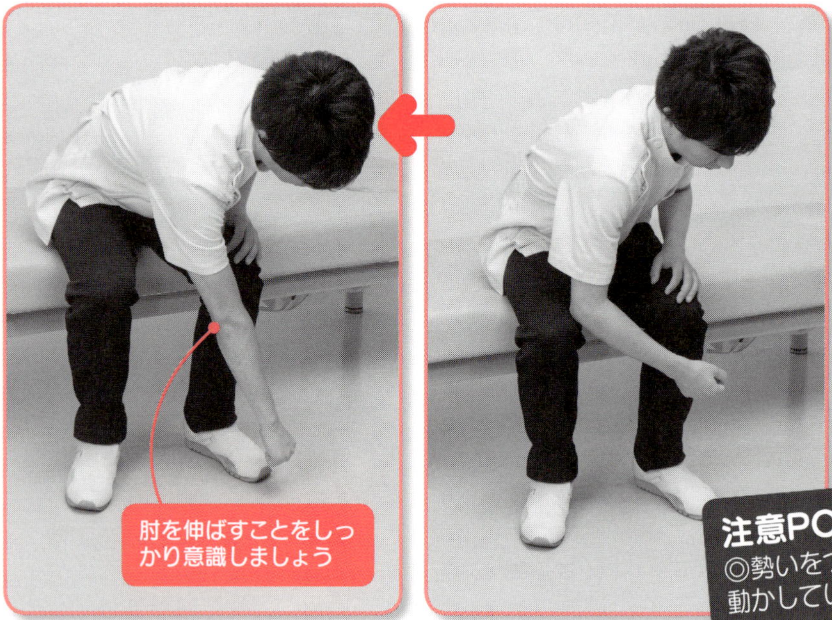

2

からだを前に倒しながらマヒ側の肘を伸ばす

●息を吐きながら行うと肘が伸びやすくなります

注意POINT!
◎勢いをつけずにゆっくりと動かしていきましょう。

⑯ 机の上に手を置く

目安 10回

- テーブルの上にマヒ側の手を置く動作で、マヒ側の手に意識を向けます。
- 肩・肘の運動性の向上をめざします。

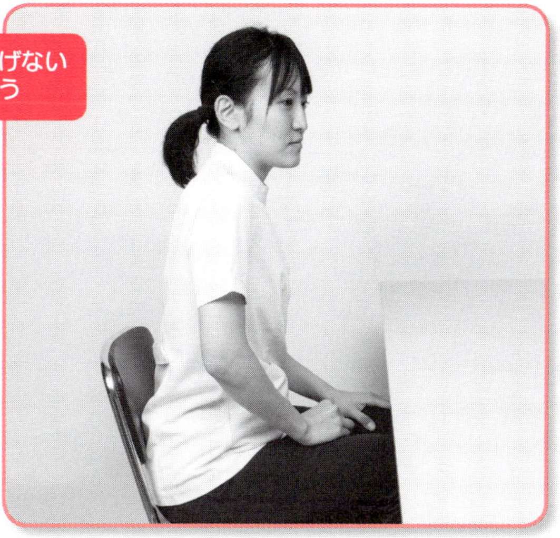

1

膝の上に手を置く

- マヒ側の手へ意識を集中させます

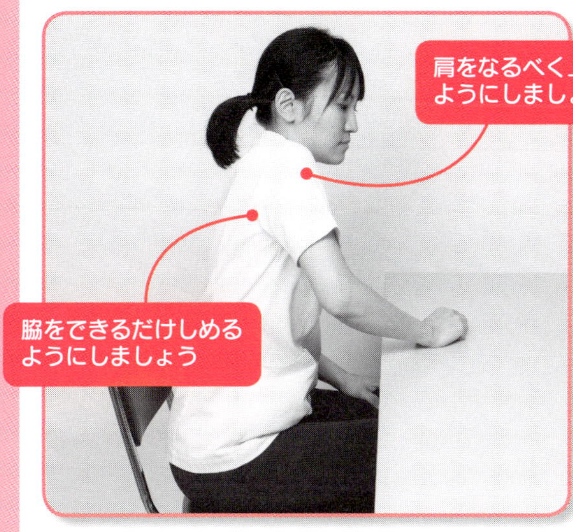
肩をなるべく上げないようにしましょう
脇をできるだけしめるようにしましょう

2

マヒ側の手を引き上げ、テーブルの上に置く

- ゆっくりと自分のペースで行いましょう

注意POINT!
◎からだを反らせて反動をつけた持ち上げ方にならないように注意しましょう。

手のぐらつきを防ぐコツ

マヒ側の手のみでは難しい場合は反対の手で手助けします

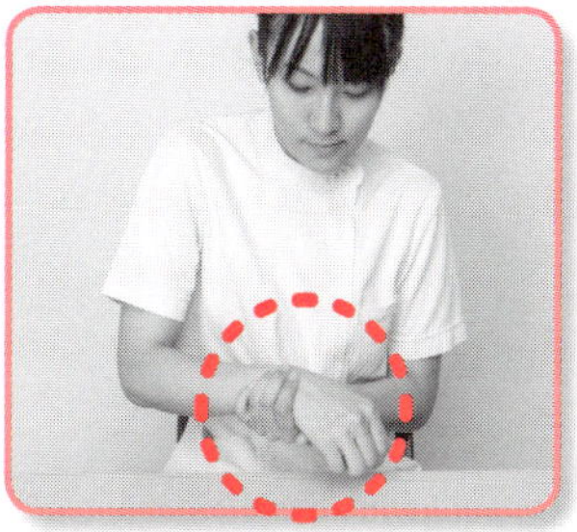

⑰-1 肩と手の前後運動（基本・片手）

目安
3分

- テーブルとタオルを使い、マヒ側の腕だけで動かせるように促します。
- 肩関節周囲の筋肉を鍛え、肩や肘の運動性の向上をめざします。

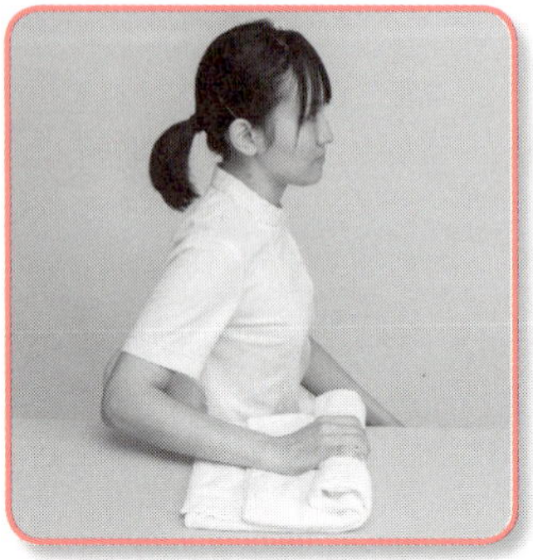

1

横向きに座り、マヒ側の手をタオルにのせる

- タオルの端を丸めて手を置きます

2

前方へタオルをすべらせる

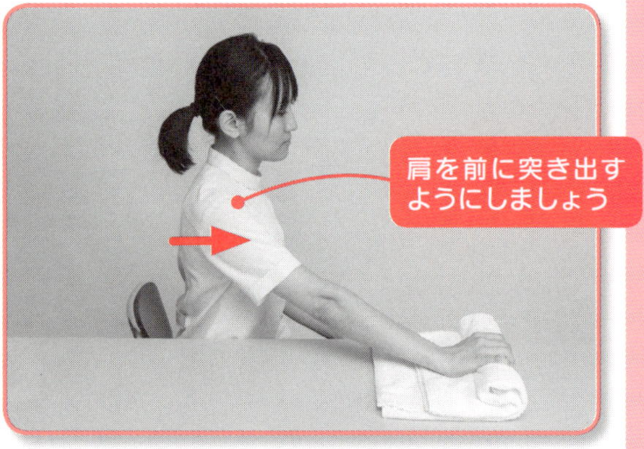
肩を前に突き出すようにしましょう

- からだをひねって反動で腕を動かさないようにしましょう

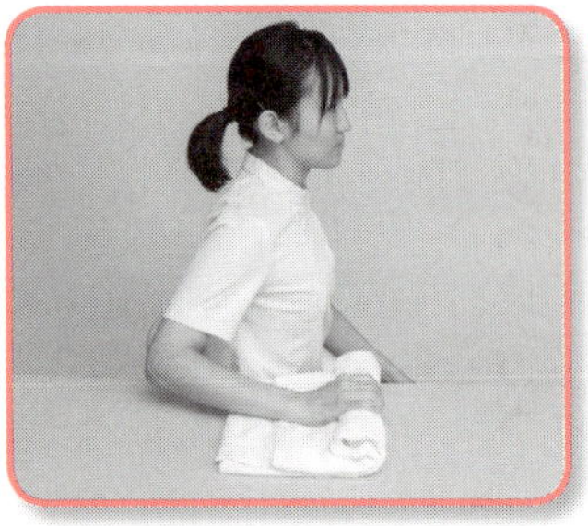

3

もとの位置に戻す

4

肘を引いて後方にタオルをすべらせる

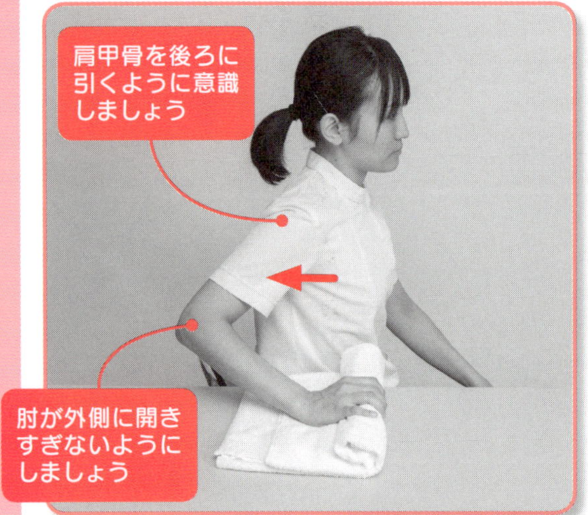
肩甲骨を後ろに引くように意識しましょう
肘が外側に開きすぎないようにしましょう

◀ 腕を動かすと指が曲がってしまう人は42ページへ

注意POINT!

◎慣れないうちは鏡を見ながら自分の動きを確認して行いましょう。

⑰-2 肩と手の前後運動（両手）

目安 3分

- マヒのないほうの手で介助をします。腕が上がりにくく、肘を伸ばしにくい人におすすめです。
- 肩関節周囲の筋肉を鍛え、肩や肘の運動性の向上をめざします。

1

正面に座りタオルを持ったマヒ側の手を反対側の手で押さえる

- タオルの端を丸めて手を置きます
- できるかぎり指を伸ばします

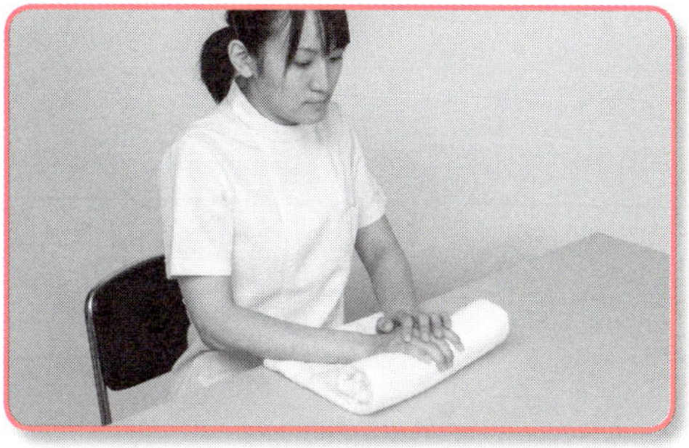

2

前方へタオルをすべらせる

- 肘が伸びるまで上半身は動かさないようにしましょう

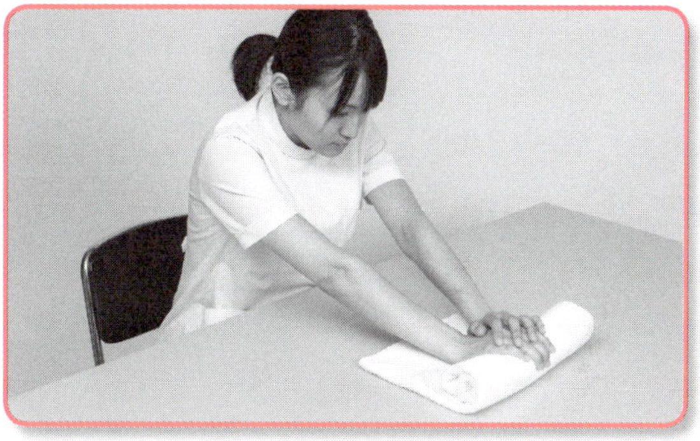

3

肘が伸びきったら、からだを前に倒して、さらに前方へタオルを動かす

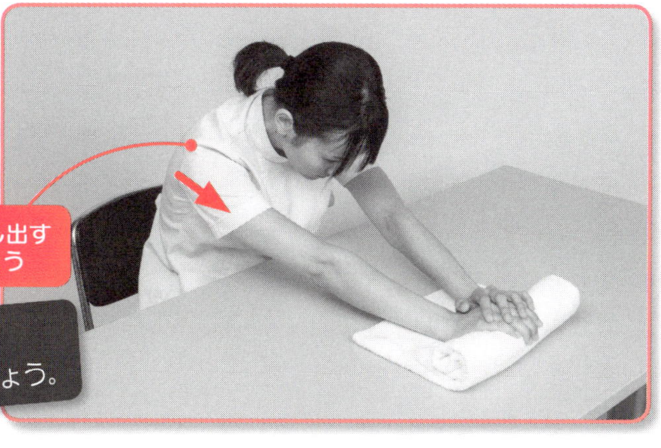

肩甲骨を前方へ押し出すように意識しましょう

注意POINT!
◎自分のペースでゆっくりと行いましょう。

補助具を使って

⑱-1 肩と手の前後運動（片手）

目安
3分

- 補助具は手作りできます。補助具にはローラーが付いており、タオルを使った運動（40ページ）が行いにくい人におすすめです。
- すべりやすく楽に運動できます。

1

横向きに座り、マヒ側の手に補助具をつけ肩甲骨を後ろに引く

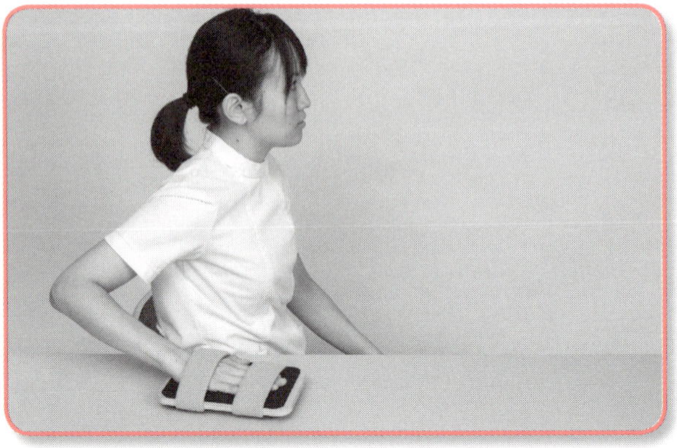

2

前方にすべらせる

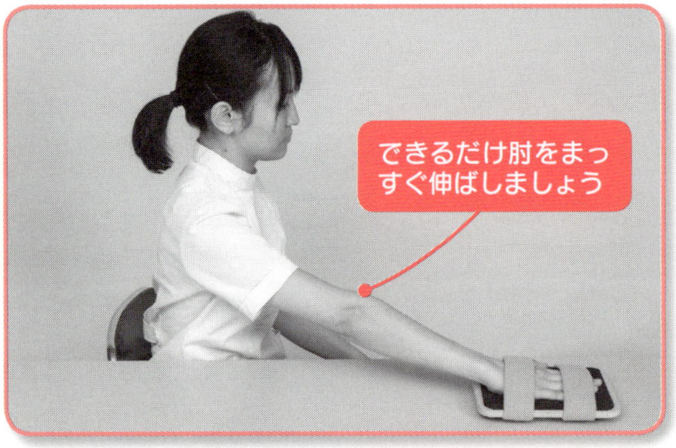
できるだけ肘をまっすぐ伸ばしましょう

3

前方にすべらせた状態から手を引き肩甲骨を後ろに引くようにする

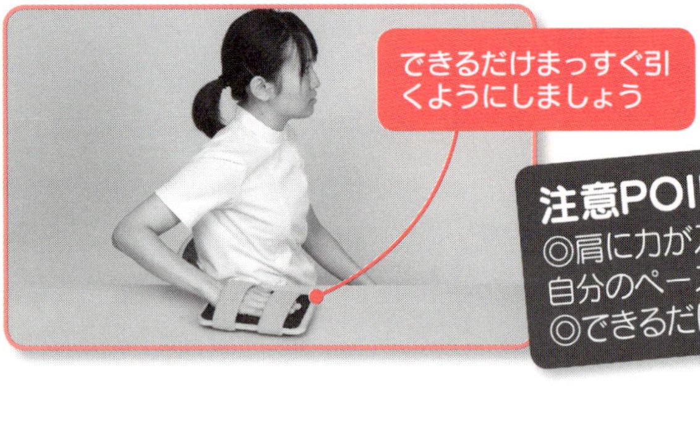
できるだけまっすぐ引くようにしましょう

注意POINT!
◎肩に力が入りすぎないように自分のペースでゆっくりと。
◎できるだけ脇をしめましょう。

◀補助具の作り方は44ページへ

補助具を使って

⑱-2 肩と手の左右運動（片手）

目安 3分

●手作り補助具をつければ、左右にすべらせる運動もスムーズにできます。前後運動の次に取り組みたい運動です。

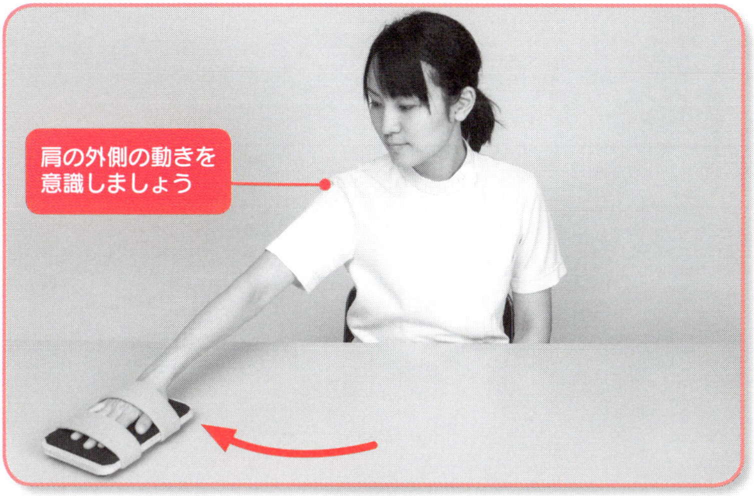
肩の外側の動きを
意識しましょう

1

正面に座りマヒ側の手に補助具をつけ、マヒ側にすべらせる

● 円を描くように動かします

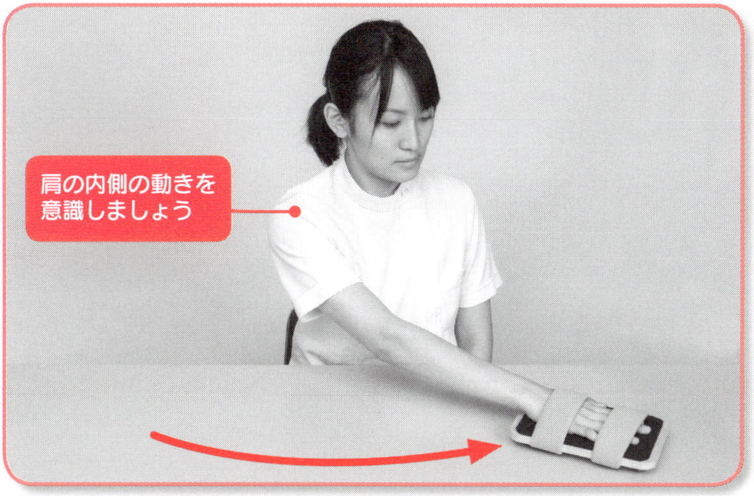
肩の内側の動きを
意識しましょう

2

反対側にすべらせる

● 左右に対称に動かすことが大切です

注意POINT! ◎反動で腕が動かないように、からだが倒れないように注意しましょう。

ローラー付き指伸展装具の作り方

用意するもの

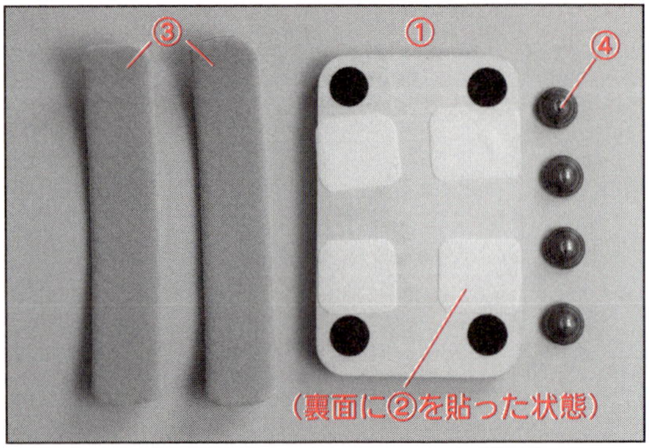

①木材（板状のもの）／１枚（23cm×15cm程度）
②面ファスナー（商品名ベルクロまたはマジックテープ）／２本（27cm程度）
③やわらかいフェルトまたは厚みのある布（ストラップ）
④ローラー／４個
⑤すべり止め用ゴムシート／１枚

※面ファスナーは裏面に粘着シールがついているものが便利。ループ面（やわらかくて毛羽立っている面）、フック面（ザラザラして固くて細かい凹凸がある面）の２種一組で販売されているのが一般的。１枚で両方の機能をもつものもある。

作る順序

1…準備

写真のように③を適当な長さ（板に手を留めるのに十分な長さ）に切り２本のストラップを作る

2…ローラーを取りつける

板の裏面にローラーのサイズに合わせて４ヵ所に面ファスナーのループ面かフック面を貼る。ローラーの裏にも面ファスナーの片方の面を貼る

3…ストラップを取りつける

板の裏面にストラップの幅に合わせて切った面ファスナーのフック面を４ヵ所貼る。必要であればストラップ側（フェルトもしくは厚みのある布）に面ファスナーのループ面を縫い付ける

4…表面にすべり止めシートを取りつける

板のサイズに合わせて⑤のすべり止め用ゴムシートを切り、表面に貼る

装着方法

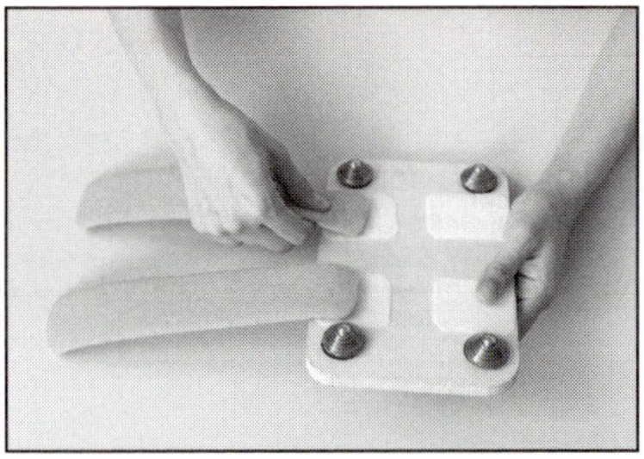

1
板の裏面のサイドにストラップをつける

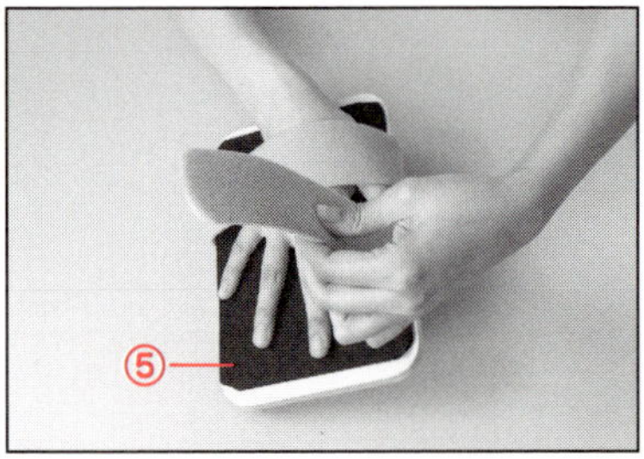

2
表に返して自分の手のサイズに合うように巻きこみ、反対側にストラップを貼る

⑲ 棒の保持運動

目安
3回

● マヒ側の手で棒（ラップ芯など）を保持することで、肩の持久力をつけ、肩・肘・手首の支持性を高めます。

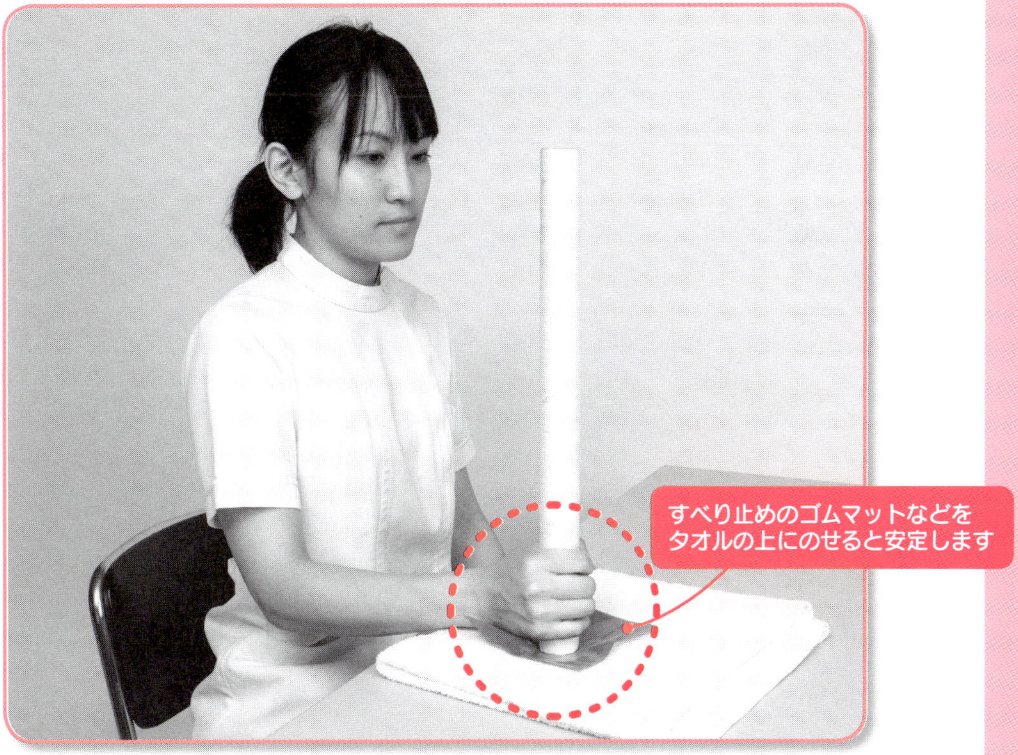
すべり止めのゴムマットなどを
タオルの上にのせると安定します

1

テーブルに棒を立て、肘を90°に曲げた状態でそのまま1分間保つ

- 棒は下のほうを持ちます
- 棒が手前に引けてこないように意識しましょう

注意POINT!
◎両肩に力が入らないように、脇が開かないように注意しましょう。

⑳ 新聞紙伸ばし

目安
半紙1枚

- マヒ側の手を使って丸めた新聞紙を伸ばすことで、肩・肘・手首の運動性を高めます。
- 新聞紙に触れることで、触覚を刺激します。

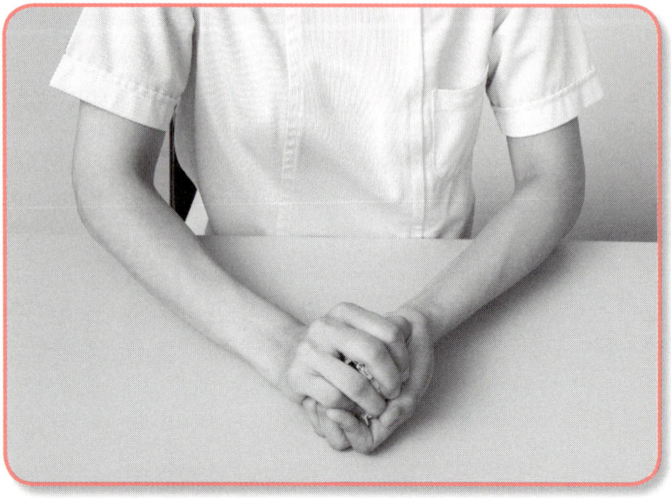

1

新聞紙を両手でグシャグシャに丸める

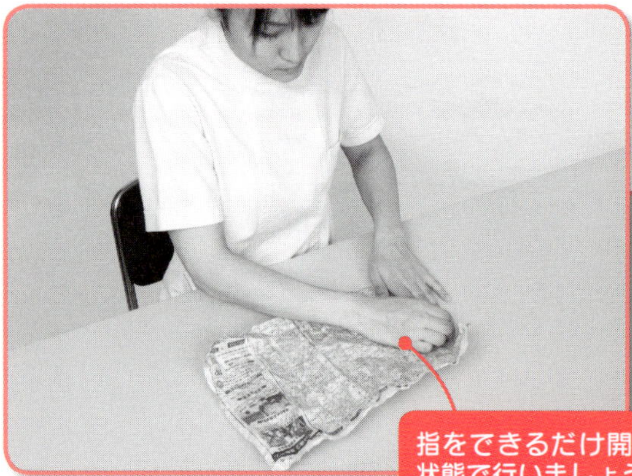

2

マヒのない手で新聞紙を押さえ、マヒ側の手で新聞紙を伸ばす

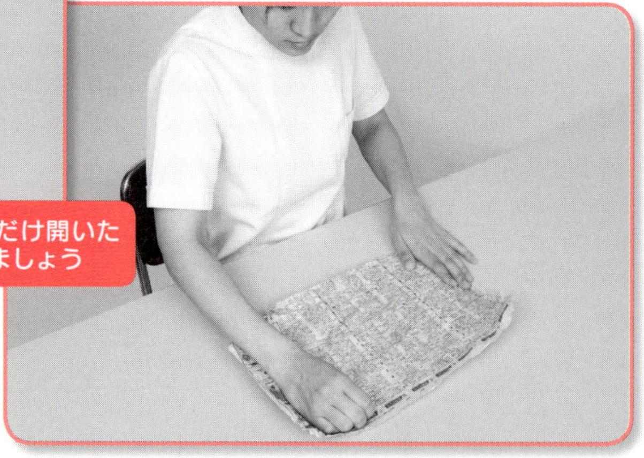

指をできるだけ開いた状態で行いましょう

注意POINT!
◎肩に過剰な力が入らないようにしましょう。

㉑ 新聞紙ちぎり

目安 半紙1枚

- 物を押さえる〝押さえ手〟としての役割の獲得をめざします。
- 肩や肘、前腕の支持性を高めます。

1

新聞紙の上端をマヒ側の手で押さえる

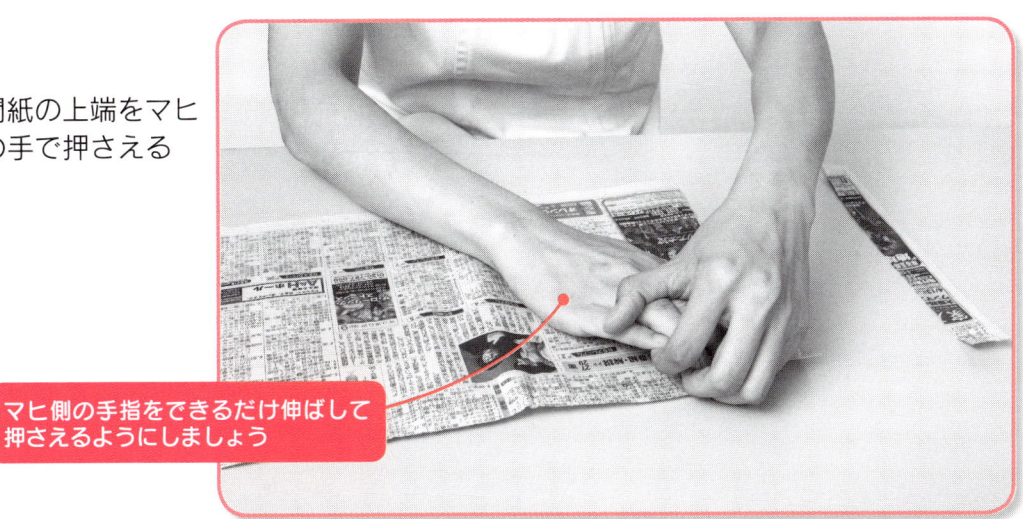

マヒ側の手指をできるだけ伸ばして押さえるようにしましょう

2

マヒ側の手を少しずつマヒ側に向かってずらしながら、マヒのない手で新聞紙を裂いていく

- 手のひらをテーブルにしっかりとつけましょう

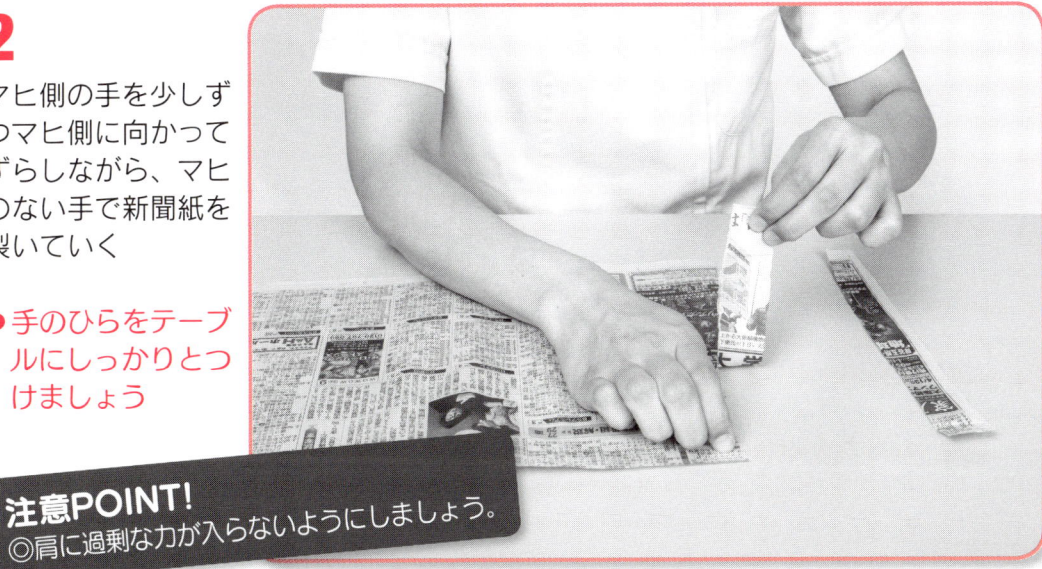

注意POINT!
◎肩に過剰な力が入らないようにしましょう。

患者さんの声
重度マヒがここまでよくなった！①

あきらめず4年間コツコツと毎日訓練した結果です

Aさん（60代女性）

- 5年前に脳出血、右マヒ、とくに手が動かない状態、要支援2
- ボツリヌス療法開始：2010年12月、3ヵ月おきに腕を中心に投与

通っていたリハビリ病院で少しでもよくなりたいと相談すると、ボツリヌス療法を施術している安保先生を紹介されました。

最初のボツリヌスを投与してから3日か1週間くらいで動くような意識がありました。それまではまったく動かない状態で、手首は曲がり、手は下がったままで、またパンパンにむくんで、血管も浮き上がっていない棒のようでした。

今では、血管も見えて、手首のしわも出てきました。からだも軽くなり、動きやすくなりました。当たり前のことですが、「人間らしく」少しずつ自然に戻っていく感じがしています。

●今後の目標

まだ指はつまみができるくらいで、グーパーができません。いずれ※経《けい》頭《とう》蓋《がい》磁《じ》気《き》刺《し》激《げき》療《りょう》法《ほう》ができるようになるまで回復をめざします。

●重度マヒの方へのメッセージ

「あきらめない」ことです。少しずつ、ほんとうに少しずつですが、よくなることに喜びを感じています。先生や訓練士、支えてくれている家族には、信頼と感謝の気持ちでいっぱいです。

安保先生からのメッセージ

初診時、上肢は肘が曲がって肩の高さまで上がる程度で、手首や手指に強い痙縮がありました。ボツリヌス療法を行いながら、しっかりストレッチと指導した訓練を行うようにしてもらいました。この約4年間、真面目にあきらめずにコツコツと毎日訓練してくださるおかげで、全体的にやわらかくなり（血行がよくなる）手首も動くようになり、つまみの動作もできるようになってきました。患者さんやご家族の努力やサポートに頭が下がります。

※経頭蓋磁気刺激療法：損傷で崩れた左右の大脳のバランスを本来の正常な方向に戻す働きがあります。脳をよい環境にしてよい訓練を行い、脳の可塑性を高めます。

（患者さんの体験談は2014年8月末現在のものです）

PART 2

毎日実践リハビリメニュー

手と指の運動

手首や指はすぐにはよくなりませんが、あせってはいけません。肩と肘の機能がよくなってくると手首や指の機能もよくなってくる場合が多くあります。まずはストレッチを中心に訓練しましょう。また、PART ３の日常生活動作での訓練で緊張が感じられたら、ちょっと休んで手のストレッチをしましょう。

ここでの注意ポイント

テーブルやイスを利用して

ステージ3の人は手指が内側に曲がっている場合がほとんどです。とくに親指が曲がったまま手のひらに入っている人が多くいます。手首を反らしにくく、指を開きにくいので、ストレッチで手首・指の筋肉をやわらかくし、関節の可動域を保ちます。
とくに腕や肘の安定性がない人が多いため、机やテーブル、イスやベッドを利用して行うストレッチをすすめています。テーブル上で肘をつくような場合は、負担のないようにタオルを敷いて行いましょう。

手首・指のストレッチでは、
はじめに指を伸ばしてから手首を伸ばします

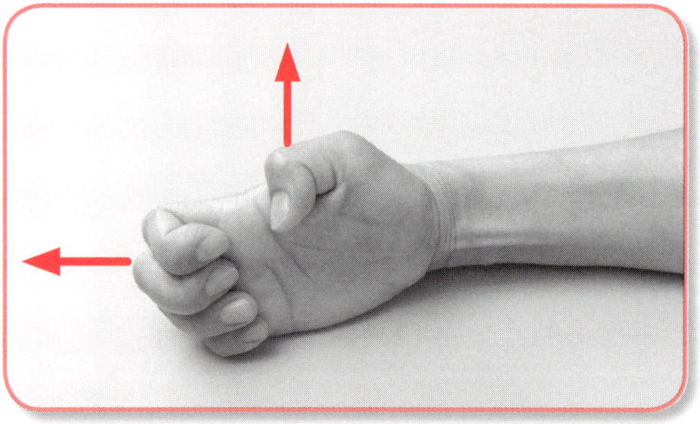

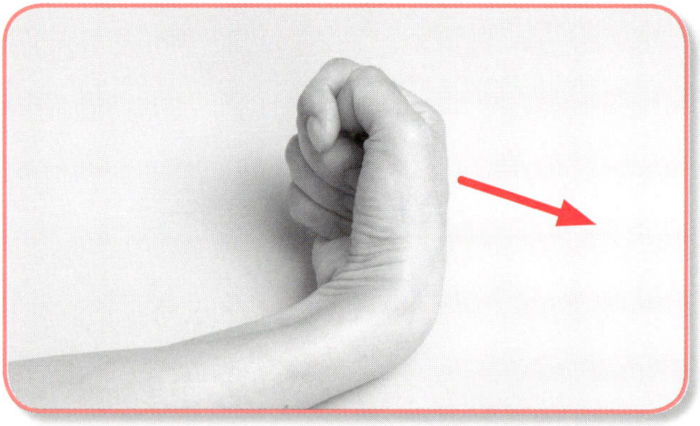

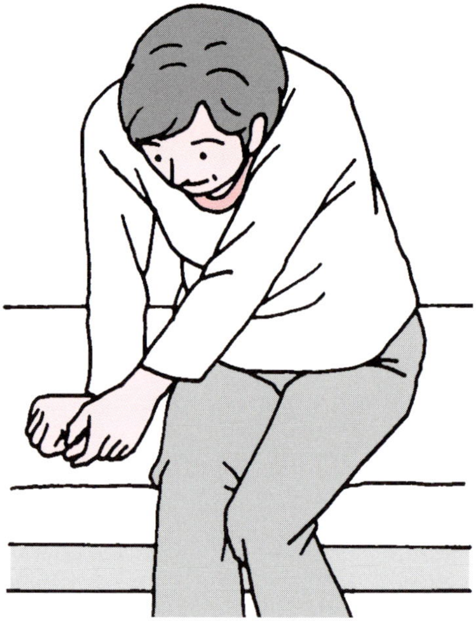

ここで紹介している写真は右マヒの例です
左マヒの人は写真を参考に左右逆で訓練してください。

❶-1 前腕のストレッチ（基本）

目安 5回

● マヒのないほうの手でマヒ側の前腕をねじる動作を助け、前腕の可動域を保ちます。

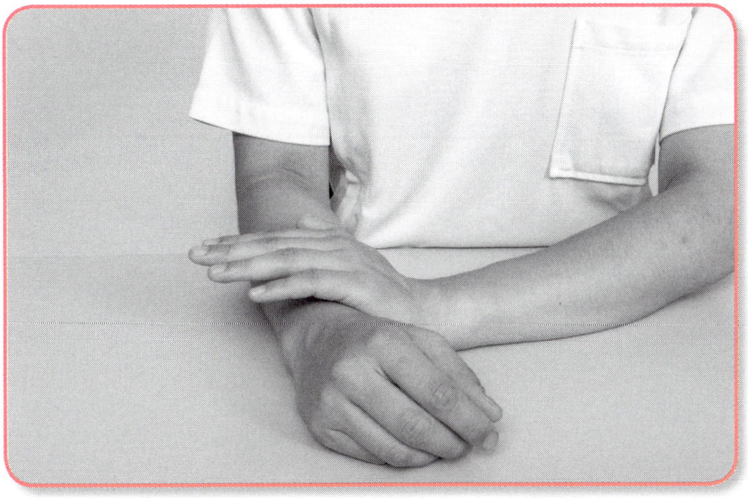

1

マヒ側の前腕にマヒのないほうの手を置く

● テーブルにタオルを敷きその上で行うとよいでしょう

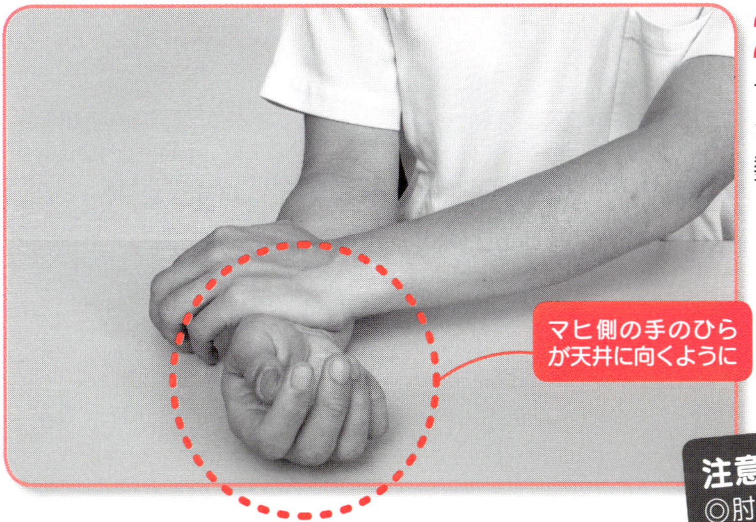

2

マヒ側の前腕を回転させ、そのまま10数える（10秒間）

● 肘や肩を張らないように意識しましょう

注意POINT!
◎肘が内側へ入りすぎないように注意しましょう。

◀ 十分に手のひらを上に向けられない人は次ページ（52ページ）へ

自力でうまくできない人に

❶-2 前腕のストレッチ（家族介助）

目安
5回

- 介助されることで自分で、動かすことが難しい範囲まで前腕をねじることができ、可動域を保ちます。
- 一人では十分に手のひらを上に向けられない人におすすめです。

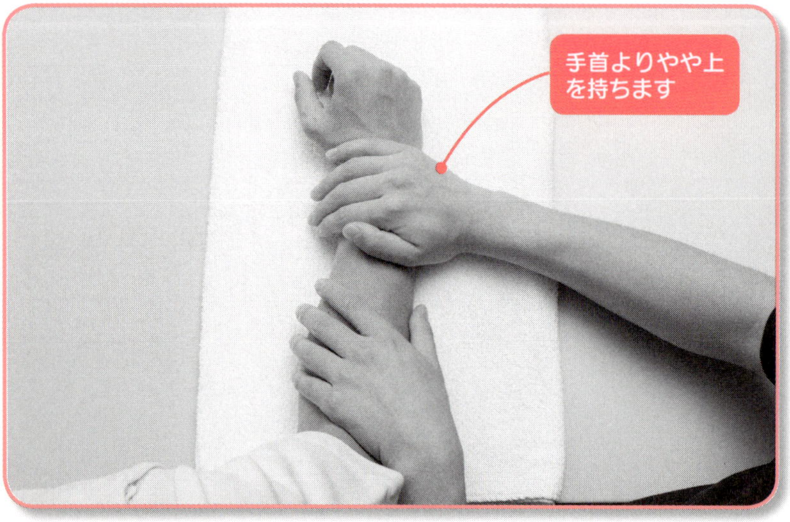

1

マヒ側の手をテーブル上のタオルにのせ、介助者は肘下を押さえて手首を持つ

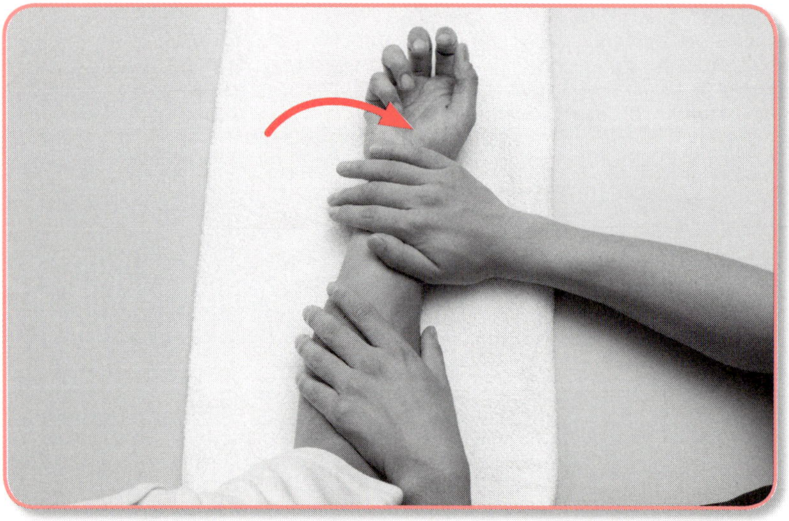

2

手のひらが天井を向くように腕を回転させ、そのまま10数える（10秒間）

注意POINT!
◎肘が内側に入らないように注意しましょう。

❷-1 手首・指のストレッチ（基本）

目安 5回

●テーブル上で指、手首を伸ばすストレッチです。まず、指を伸ばしてから手首を伸ばします。

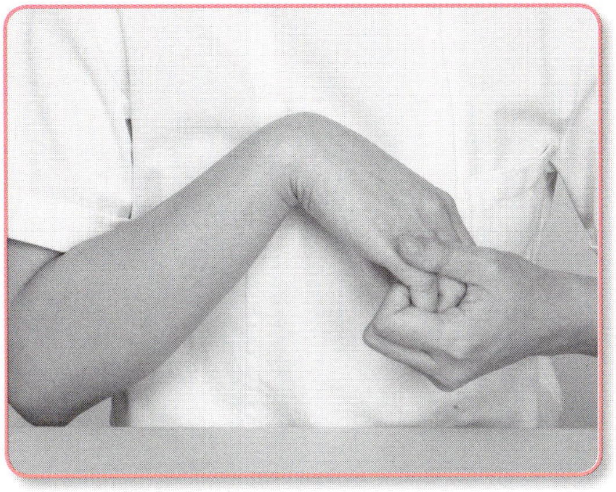

1

マヒ側の手の指をマヒのないほうの手で開く

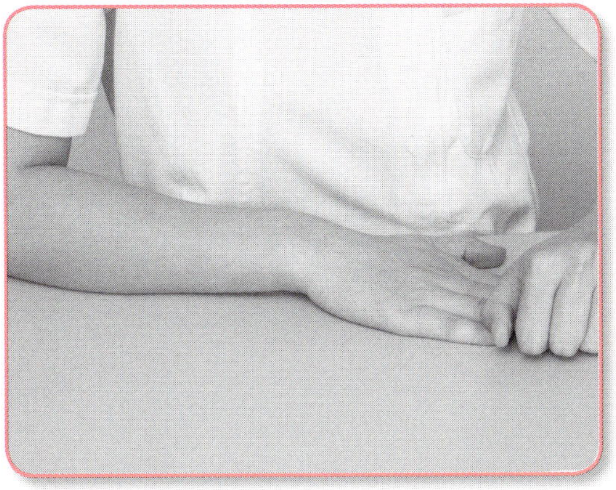

2

手首を伸ばしてテーブルの上に置き10数える（10秒間）

スムーズにできる人は、テーブルの端を使ってマヒ側の手の手首、指を反らすストレッチもおすすめします。

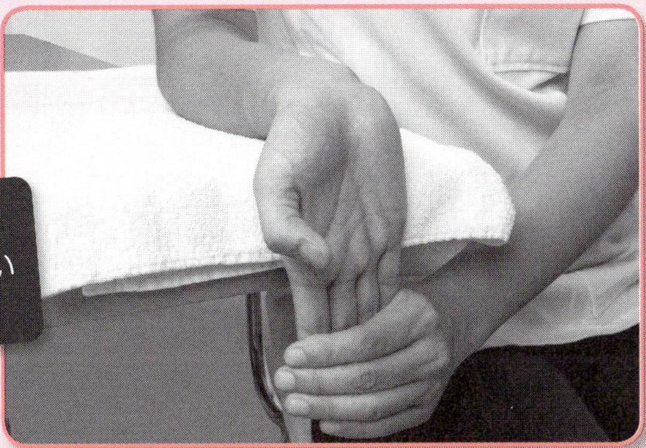

注意POINT!
◎指を過剰にひっぱらないように注意しましょう。

◀困難な場合は、次ページ（54ページ）以降のようにイスやテーブルを使います

❷-2 手首・指のストレッチ（へりを使って）

目安
5回

- 指を広げ、手首を伸ばすことで、筋肉をやわらかくします。
- ベッドやイスのへりをうまく利用すると、指を開きにくい人でもストレッチしやすいでしょう。

1

ベッドやイスのへりにマヒ側の手を両足の間に置く

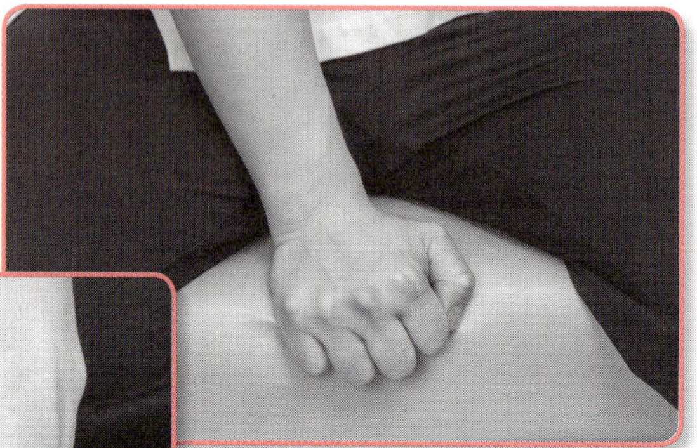

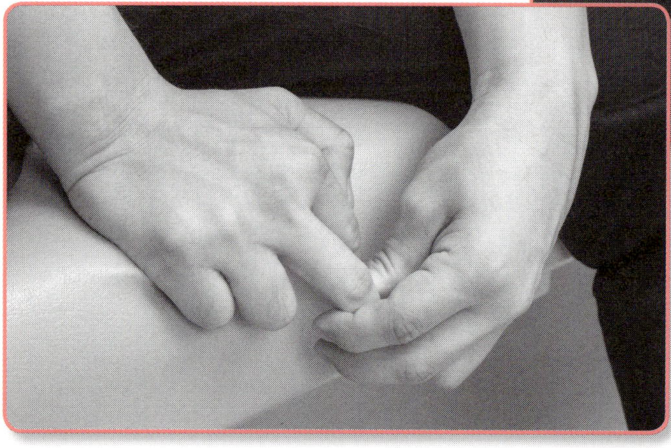

2

１本ずつ指を開く

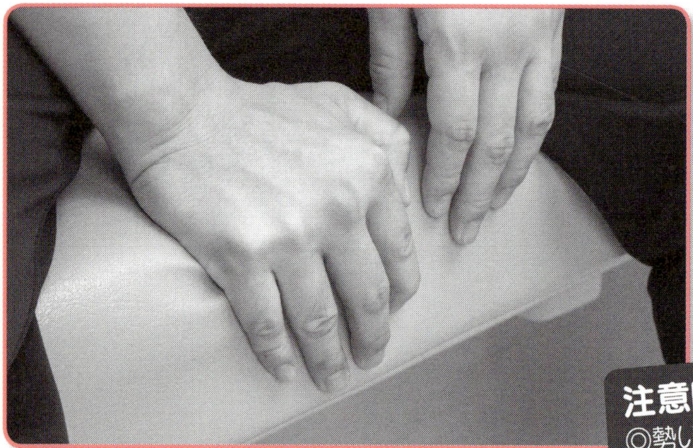

3

マヒ側の指を広げ、手首を曲げて、手のひらに体重をかけ10数える（10秒間）

注意POINT!
◎勢いをつけず、少しずつ体重をのせましょう。

❷-3 手首・指のストレッチ（座って・横で）

目安
5回

- ベッドやイスを使って、指や手首を伸ばします。
- 手首を反らしにくい人、指を開きにくい人でもストレッチしやすく、おすすめです。

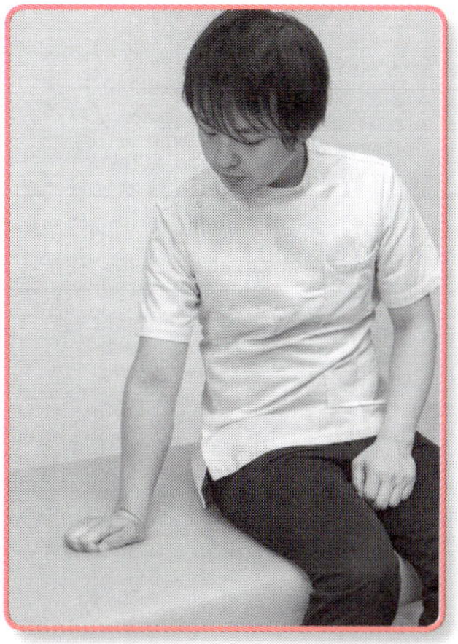

1

マヒ側の手をベッドやイスの上に置く

●手は、マヒ側横に置きます

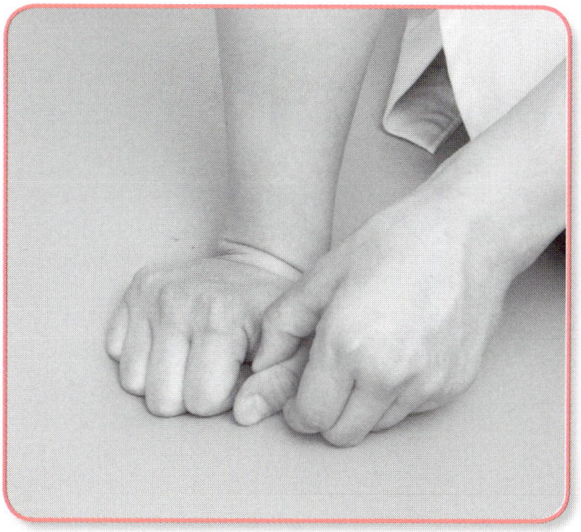

2

1本ずつ指を伸ばす

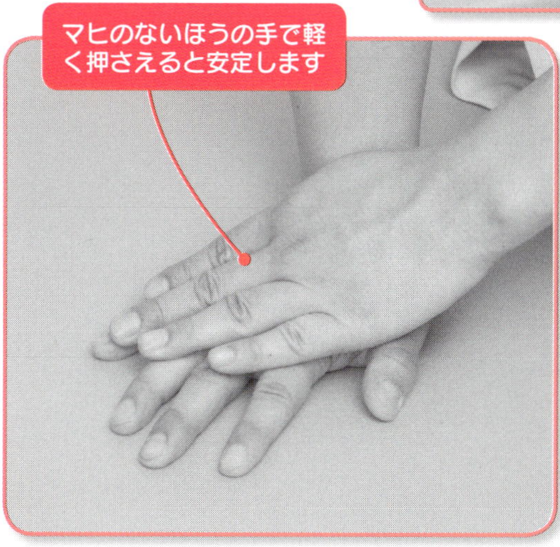
マヒのないほうの手で軽く押さえると安定します

3

肘を伸ばした状態でゆっくりと手のひらに体重をかけ10数える（10秒間）

❷-4 手首･指のストレッチ（立って）

目安
5回

- 前ページ❷-3のストレッチは、座って行いますが、立ってでもできます。
- 横向きで立ってでもできますが、写真のように正面のほうが力をかけやすいでしょう。

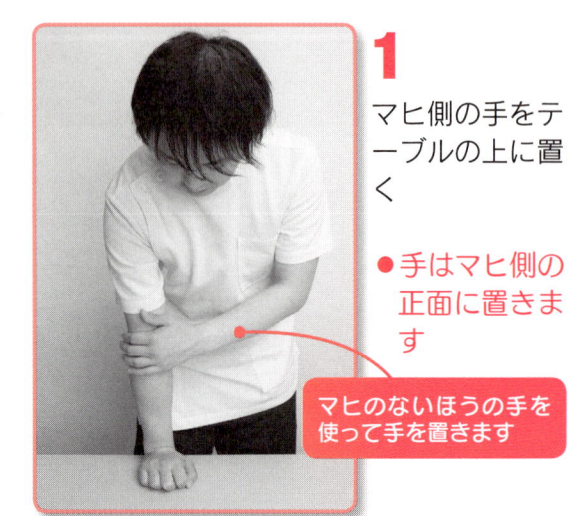

1

マヒ側の手をテーブルの上に置く

- 手はマヒ側の正面に置きます

マヒのないほうの手を使って手を置きます

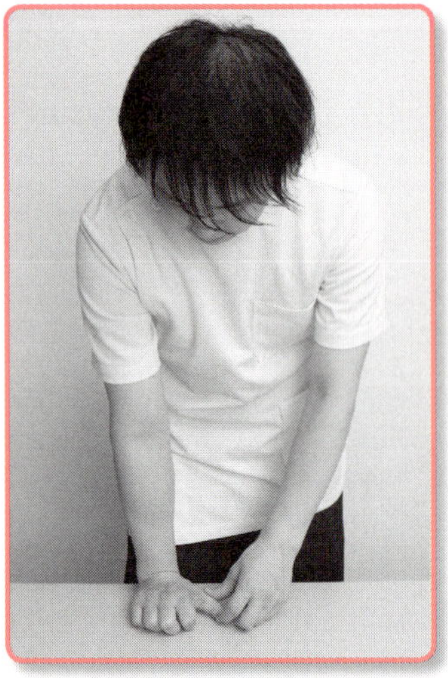

2

１本ずつ指を伸ばす

3

肘を伸ばした状態でゆっくりと手のひらに体重をかけ10数える（10秒間）

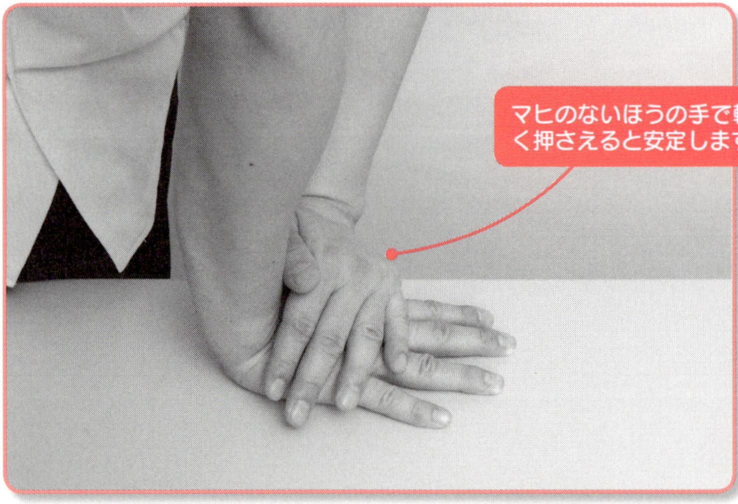

マヒのないほうの手で軽く押さえると安定します

（写真は横向きの場合です）

❷-5 手首・指のストレッチ（空間で）

目安 5回

●ベッドやイスなどを使わず、マヒのないほうの手を使って自己介助で行うストレッチです。からだに手を当てると安定しやすく、やりやすいでしょう。

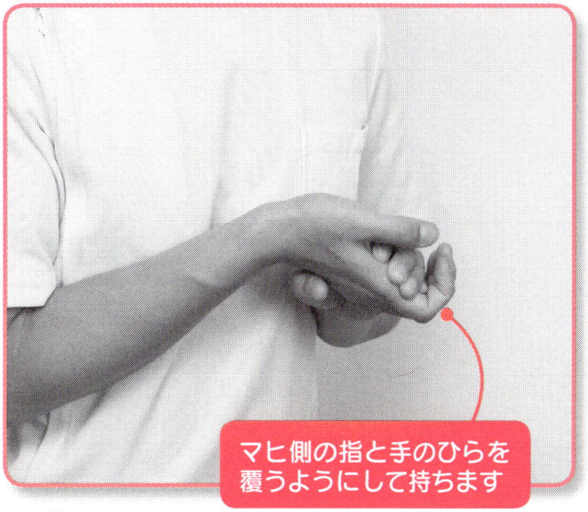
マヒ側の指と手のひらを覆うようにして持ちます

1

マヒのない手でマヒ側の手を持つ

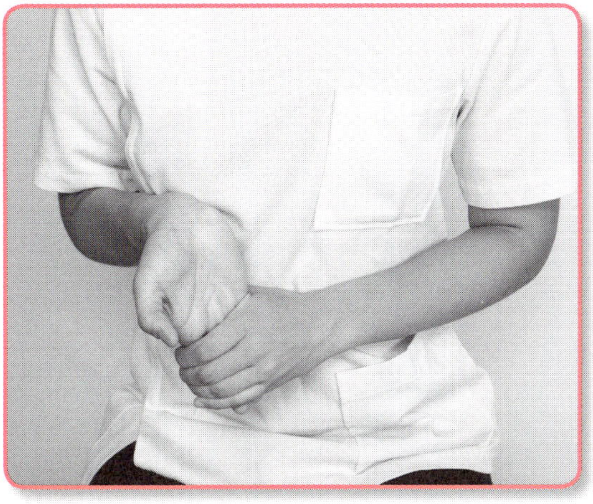

2

マヒ側の手をゆっくりと反らして10数える（10秒間）

●手首と手のひらを一緒に反らせるようにしましょう

×××うまくできないケース×××

指先を持つと手のひらが伸ばせずに手首を痛めてしまいます。

●手のひらを持つようにしましょう

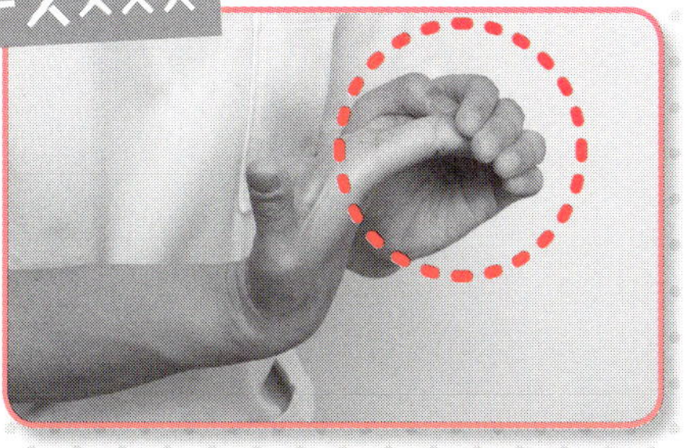

自力でうまくできない人に

❷-6 手首・指のストレッチ（家族介助）

目安 5回

- 介助によってマヒ側の手首、指を曲げる筋肉をやわらかくします。
- 自分で手首、指を同時に反らすことが困難な人におすすめです。

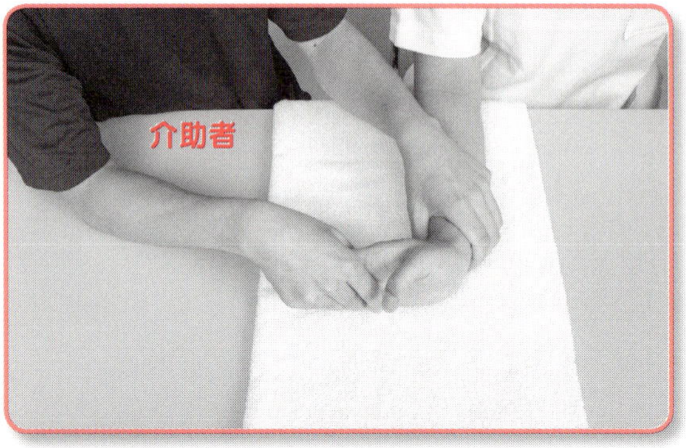

1

介助者はマヒ側の手首と指を持つ

- 介助者はマヒ側に座ります

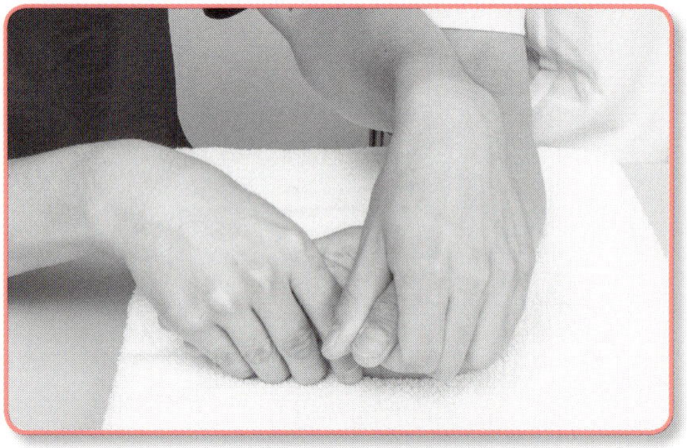

2

親指を起こすように垂直に持つ

- 親指は根元から指を覆うように持ちます

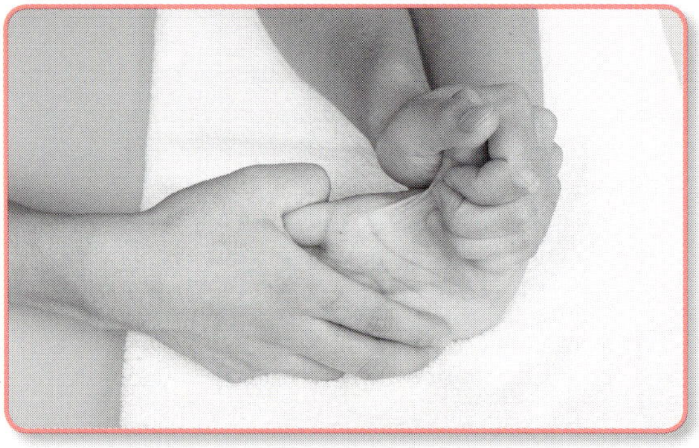

3

ゆっくりと手首と指を反らして10数える（10秒間）

- 痛みを訴えたらそこまででやめます。ゆっくりなペースで5回くり返します

③-1 手首のストレッチ（反らす）

目安 5回

●マヒのないほうの手で介助して手首の動きを促し、手首と指の筋肉をやわらかくします。

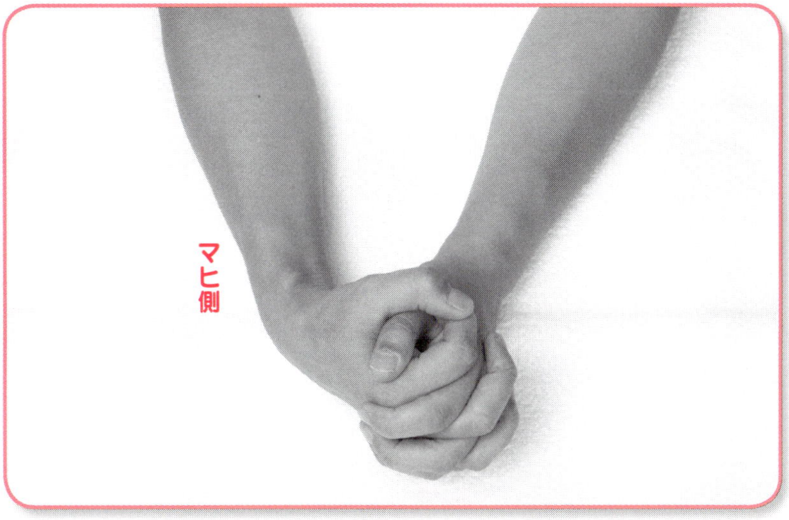

1

テーブルの上で手を組む

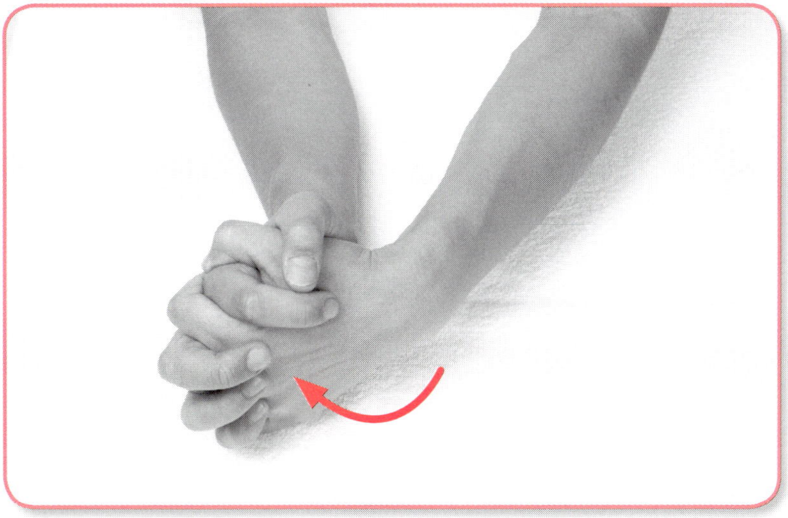

2

マヒ側の手首を反らす方向に動かして10数える（10秒間）

●マヒ側にできるだけ反らすようにしましょう

❸-2 手首のストレッチ（曲げる）

目安
5回

●マヒのないほうの手を使って手首を内側に曲げるストレッチで、手首と同時に、指を伸ばす筋肉もやわらかくします。

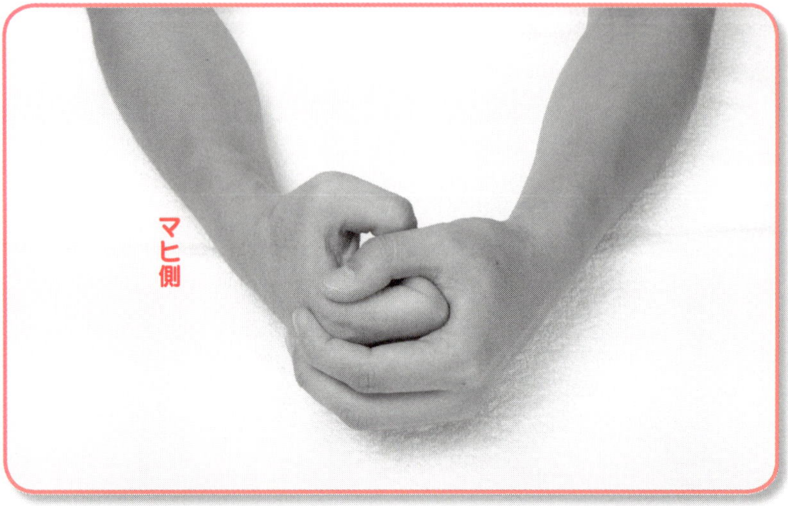

1

マヒのないほうの手で、マヒ側の手の甲と指を覆うようににぎる

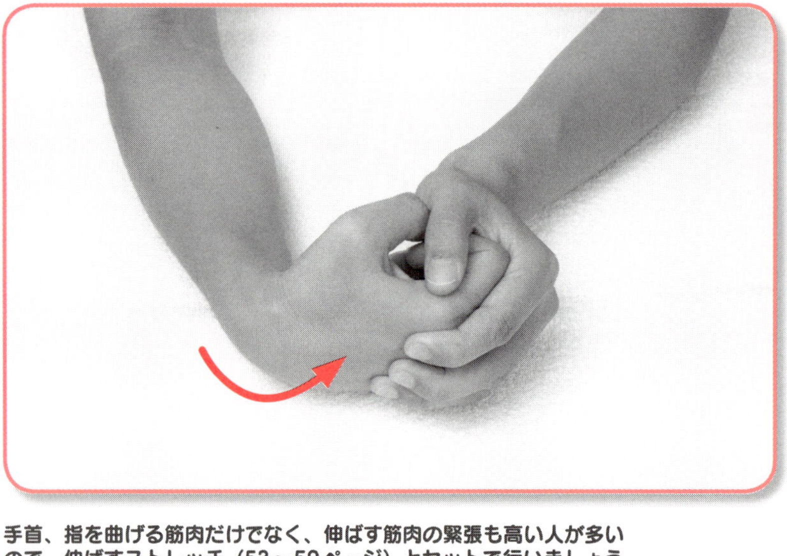

2

マヒ側の手首と指を同時に内側に曲げ、10数える（10秒間）

●手首と指を同時に曲げるように意識します

手首、指を曲げる筋肉だけでなく、伸ばす筋肉の緊張も高い人が多いので、伸ばすストレッチ（53～59ページ）とセットで行いましょう

④-1 親指のストレッチ（基本）

目安 5回

- マヒのないほうの手で介助することで、親指の筋肉を伸ばすストレッチです。
- 親指を伸ばす、開くのが困難な人におすすめです。

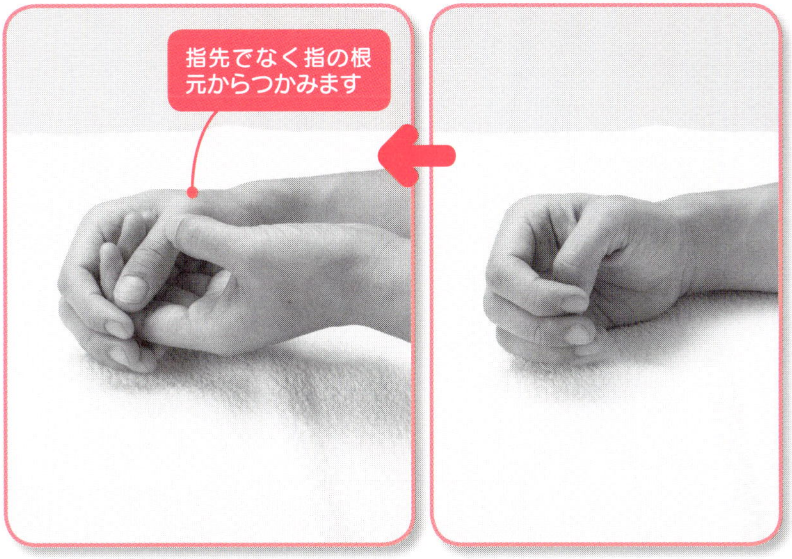

1

マヒ側の親指を根元から指先までつかむ

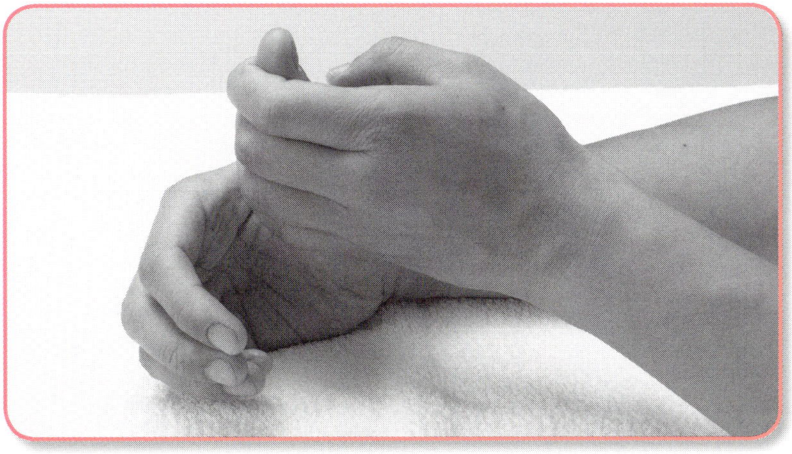

2

手の甲の方向へ反り返す。そのままの状態で10数える（10秒間）

- ゆっくり反り返しましょう

困難な場合は、次ページ（62ページ）の家族介助へ

❹-2 親指のストレッチ（家族介助）

目安
5回

- 親指と人さし指の間の筋肉をやわらかくします。介助されることで、指のストレッチが十分できます。
- 親指を開くことが困難な人におすすめです。

マヒ側
介助者

1

介助者は、片手で人さし指～小指全体を覆うようにして持つ

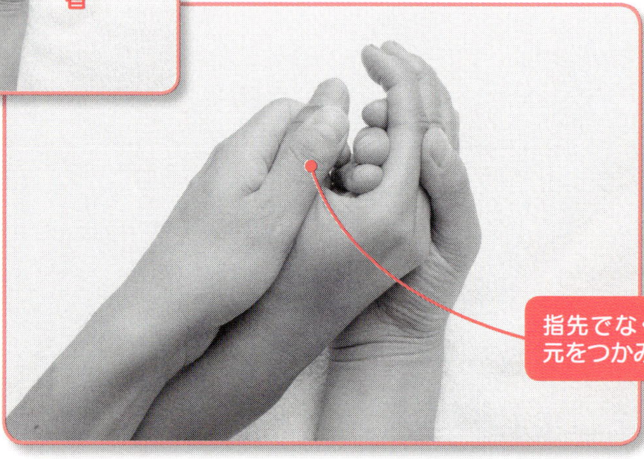
指先でなく指の根元をつかみます

2

もう片方の手で親指を根元からにぎる

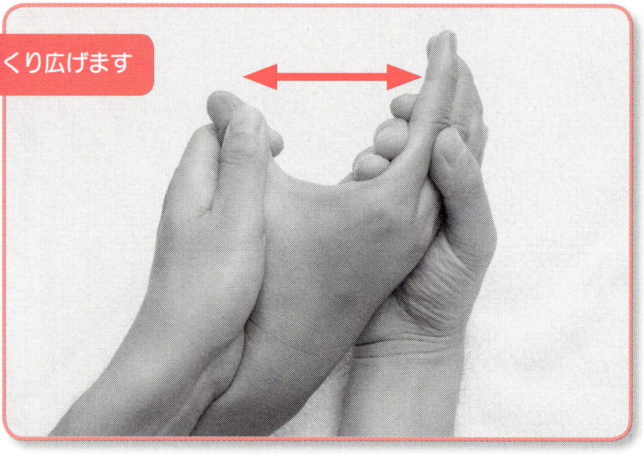
ゆっくり広げます

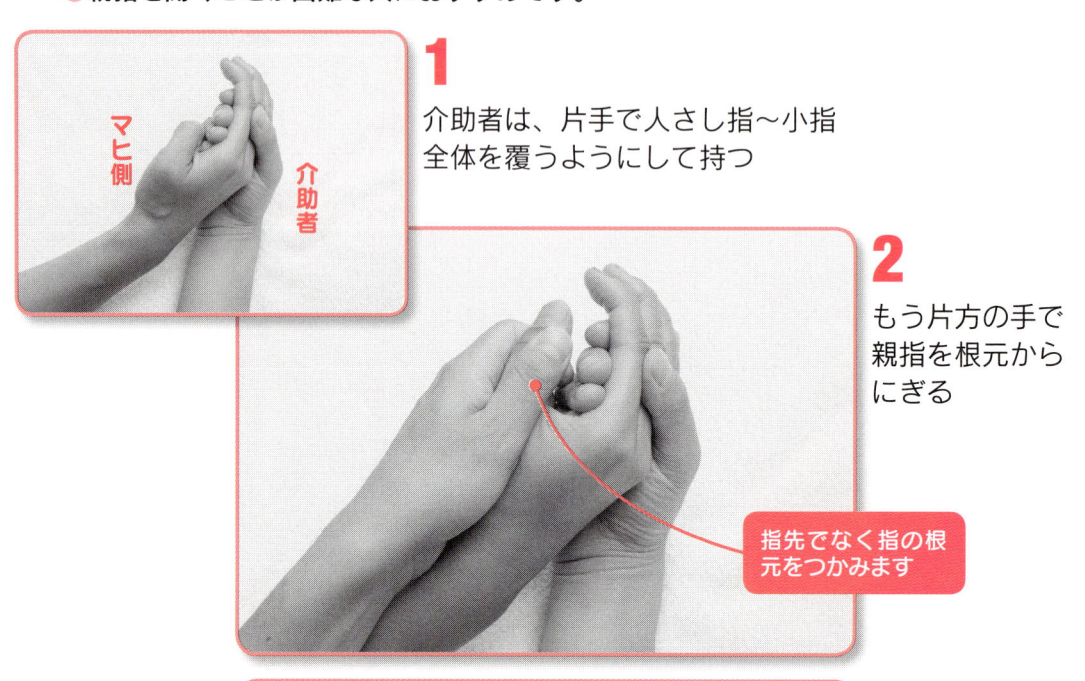

3

親指を手のひらから垂直方向に広げ10数える（10秒間）

- 伸びている感じがするところまで伸ばします

⑤ 手首回し

目安 20回

- 手を組んで手首を回すことで、手首の関節の周囲の筋肉をやわらかくします。とくに手首の動きが硬いと感じる人には効果があります。

1

テーブルの上に肘をついて両手を組む

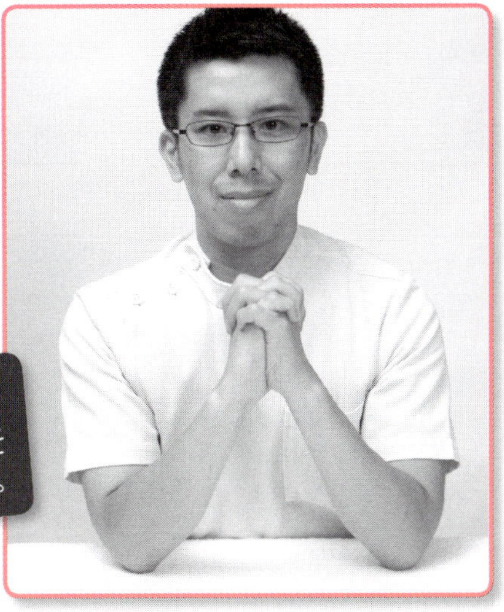

注意POINT!
◎できるだけ肩・肘を固定して行いましょう。

2

ゆっくりと回転させる

- 肘をついて手を組み、左右へ倒します
- ゆっくりと大きく回して、手首の筋肉を伸ばします

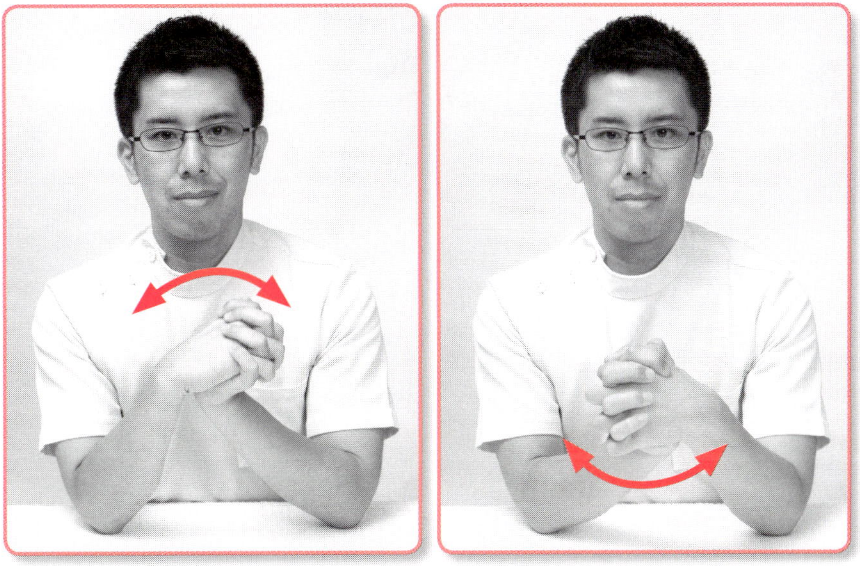

❻ 物品のにぎり・離し

目安
20回

- 物を持ちながら移動させ、離すという動作をくり返すことで、指を曲げる筋肉を脱力させます。
- 指が曲がる人、常に指に力が入ってしまう人におすすめです。

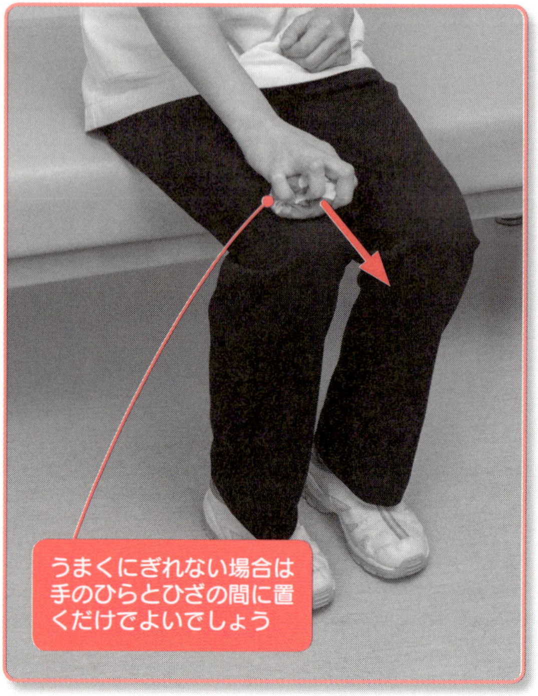

うまくにぎれない場合は
手のひらとひざの間に置
くだけでよいでしょう

1

マヒ側の手でお手玉などを持ち（もしくは持たせ）、ひざの上から前方にすべらせる

- 途中で落ちないように手のひらの下に置きます
- 肘を伸ばして、前方に動かします

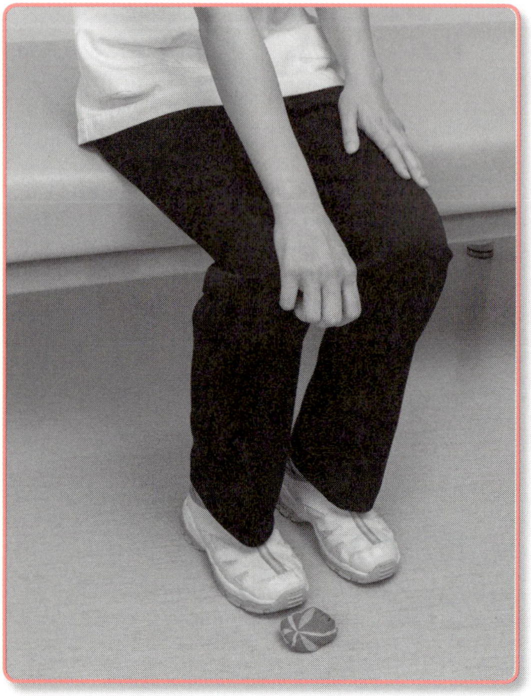

2

マヒ側の手首・指を脱力させることで、物品を落とす

- 脱力するという感覚を意識しながら20回くり返します

注意POINT!　◎肩に過剰な力が入らないように行いましょう。

❼ 手のひらへの知覚刺激

目安
3分

- 手のひらと指に知覚刺激を与え、知覚機能を高めます。
- 指をにぎりしめたままの状態が続き、手のひらや指に刺激が入りにくい状態の人におすすめです。

1

テーブルの上に手を置く

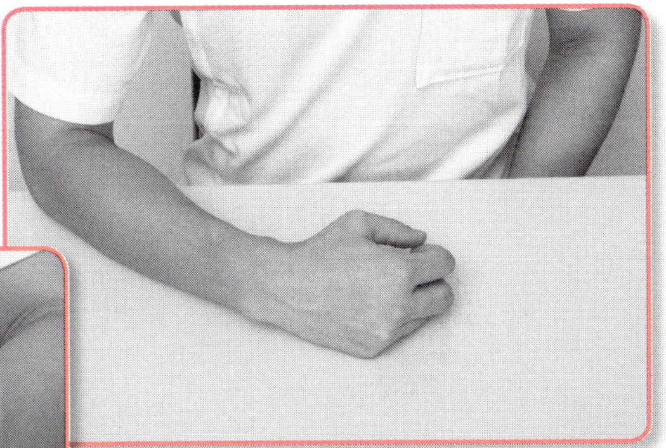

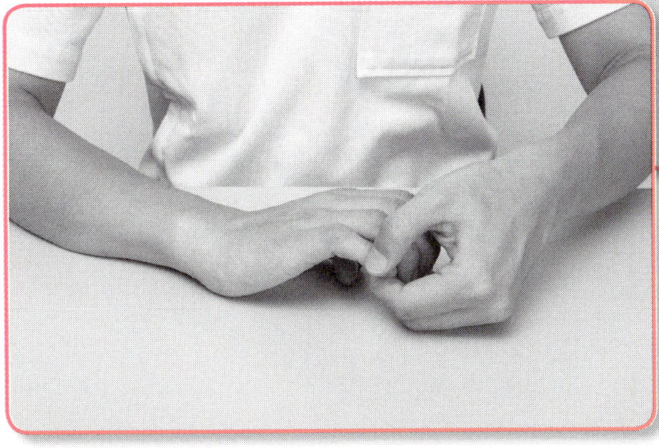

2

マヒのないほうの手でマヒ側の指を広げる

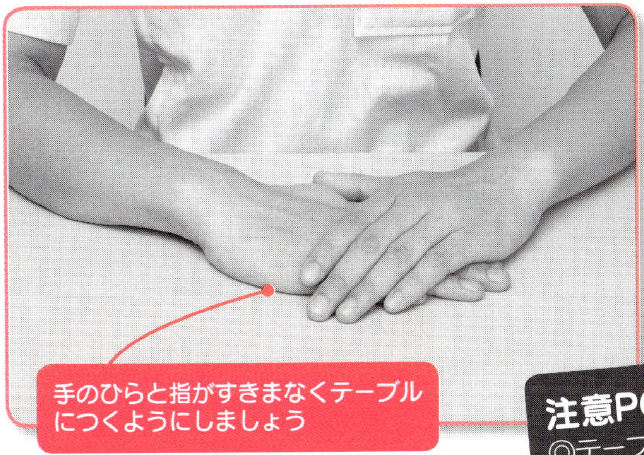
手のひらと指がすきまなくテーブルにつくようにしましょう

3

２の状態で手のひらと指をテーブル上につけてその状態を保つ

- 自分のペースでゆっくりと。回数にはこだわりません

注意POINT!
◎テーブルの上に布やタオルを敷くことで、さまざまな感触の知覚刺激を感じることができます。

❽ 肩～指への知覚刺激

目安
3分

- マヒのないほうの手でマヒ側の腕をさすることで刺激を与え、知覚機能を高めます。
- 手の運動で動かし方や位置がわからない、わかりにくいという人に。

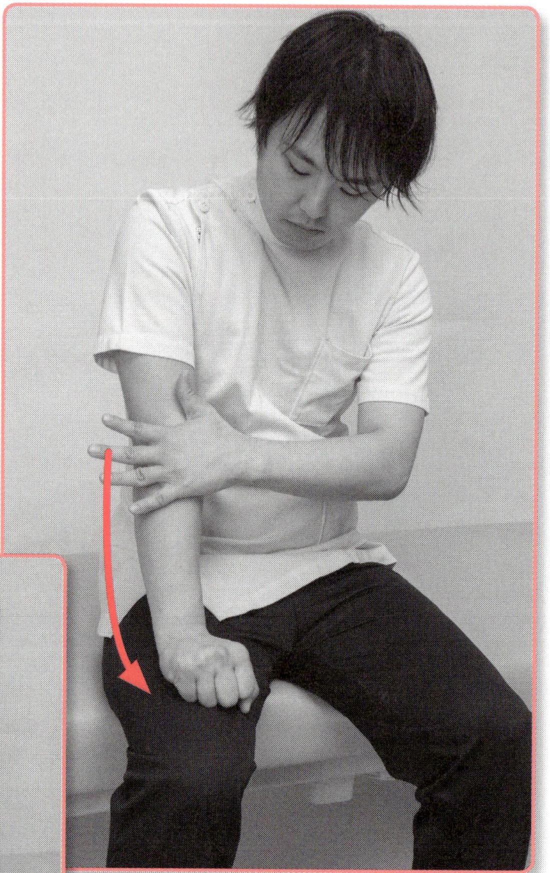

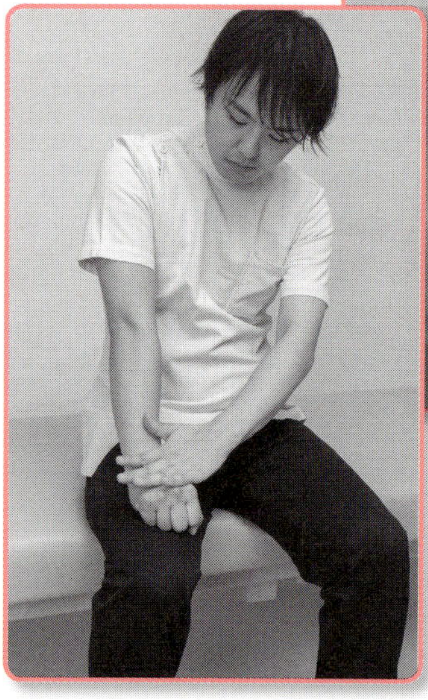

1

肩から指の方向に向かって、マヒ側の腕をゆっくりとさする

- 目を閉じて、見えないようにして行うのもよいです
- 前腕の外側が慣れてきたら、内側をさすりましょう

PART 3

毎日実践リハビリメニュー

日常生活動作に取り入れる

ステージ3のマヒを改善するにはストレッチがもっとも大切です。しかし、それだけでは意味がありません。マヒ側を積極的に使用することが必要です。いかに使える手にしていくか、いつもの生活で使っていくことが大切なのです。

ここでの注意ポイント

両手を使うことを意識して

家事（洗い物、掃除、買い物）や毎日の排泄、入浴、整容、書字、着替えといったさまざまなシーンからリハビリになる動作を紹介します。とくに両手を使うということを意識しましょう。

入浴

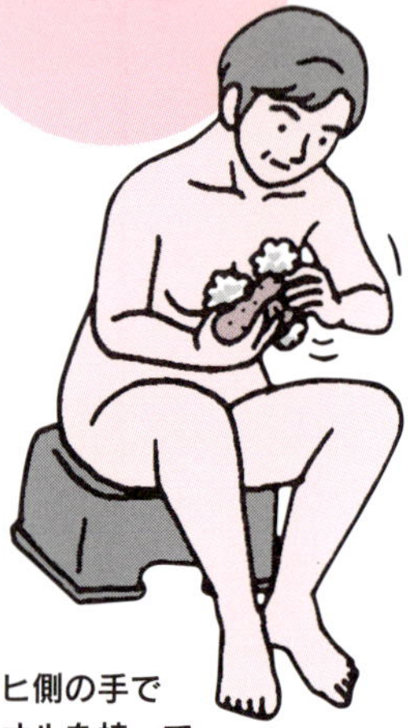

マヒ側の手で
タオルを持って
泡立てます

整容

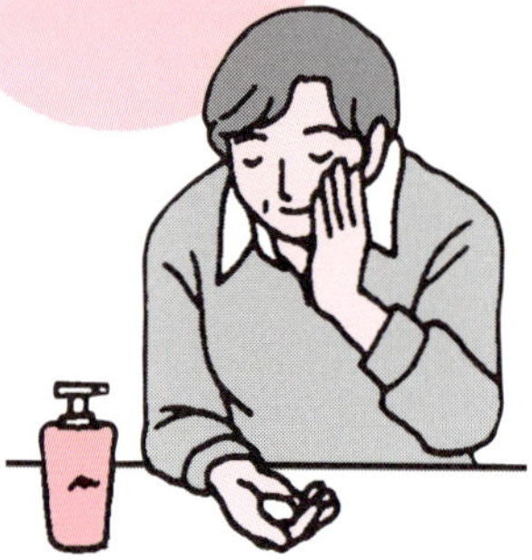

マヒ側の手に
化粧水やクリームを
のせます

排泄

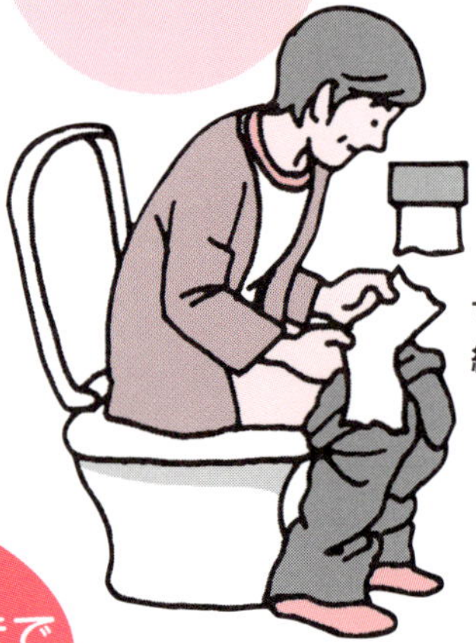

マヒ側の手で
紙を持ちます

**マヒ手を補助的に
使えるようなレベルまで
引き上げることを
めざします。**

続けるコツ

ここでの訓練で緊張が感じられたら
ちょっと休んで手首・指のストレッチ
（53ページ～）へ

ここで紹介している写真は一部を除き右マヒの例です　左マヒの人は写真を参考に左右逆で訓練してください。

❶ 食事 ペットボトルを押さえる

●ペットボトルを押さえることで、肩・肘・手首の運動性を高め、にぎって支える動作の獲得をめざします。

1

マヒ側の手でペットボトルを持つ

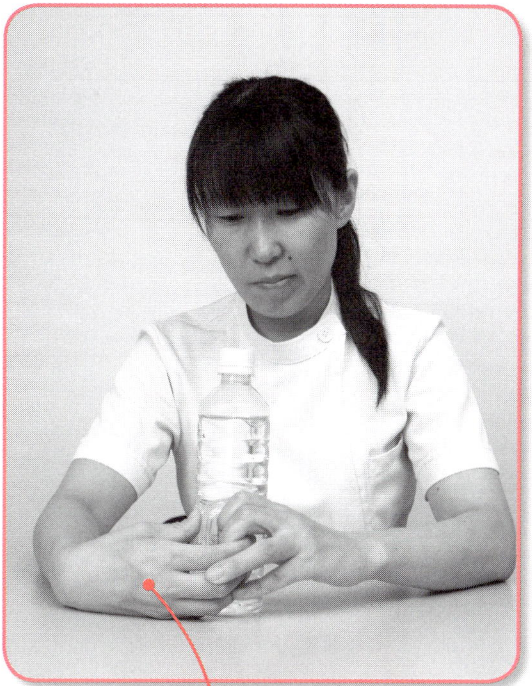

マヒ側の指を開きましょう

2

マヒのないほうの手でフタを開ける

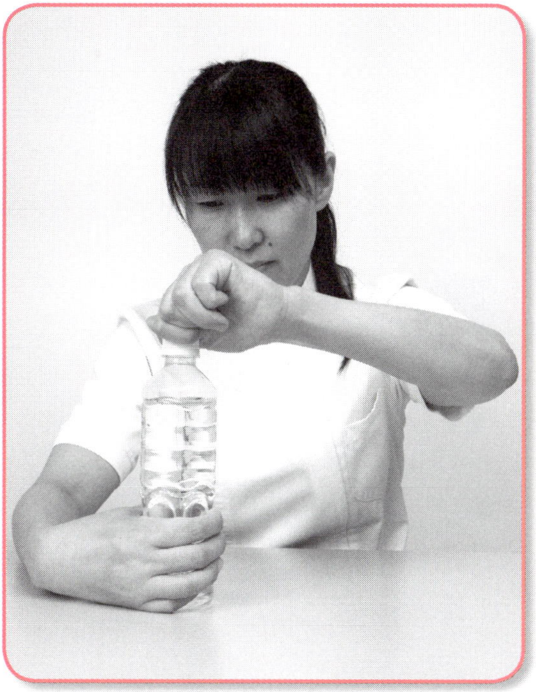

注意POINT!
◎マヒ側の手は動かないように注意しましょう。

❷ 書字 書類を押さえる

● 物を書く動作です。紙を押さえることで、物を押さえる役割「押さえ手」の獲得をめざします。

1

マヒ側の手をテーブルの上にのせ、紙を押さえる

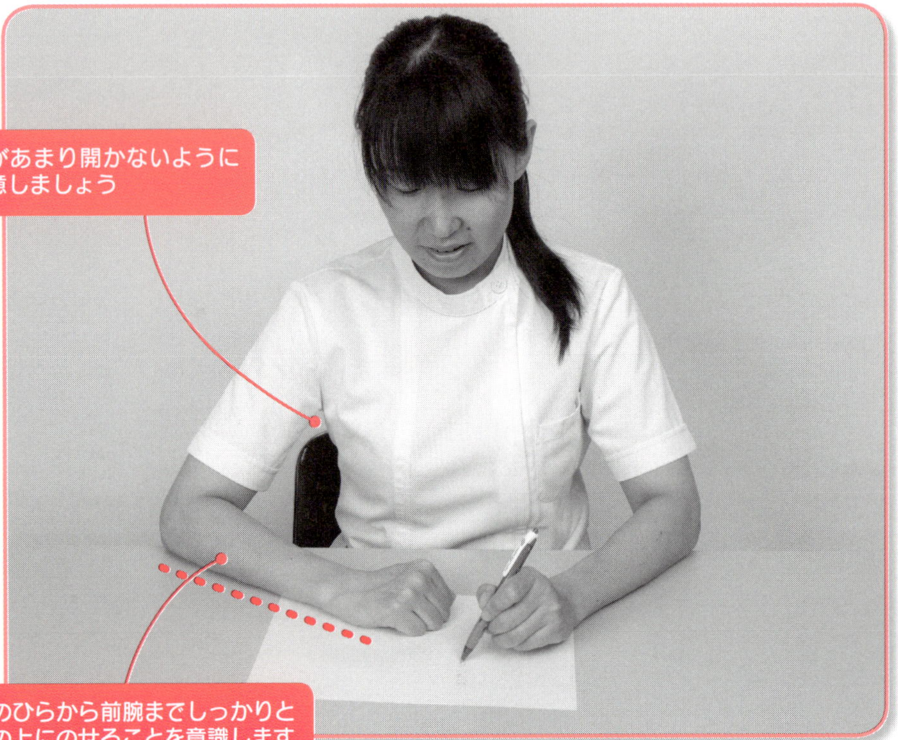
脇があまり開かないように注意しましょう
手のひらから前腕までしっかりと机の上にのせることを意識します

❸ 着替え ハンガーにかける

●マヒ側の手にハンガーを持ち、マヒのないほうの手を使って衣類をかける動作は、肩・肘・手首の支持性および運動性を高めることが目的です。

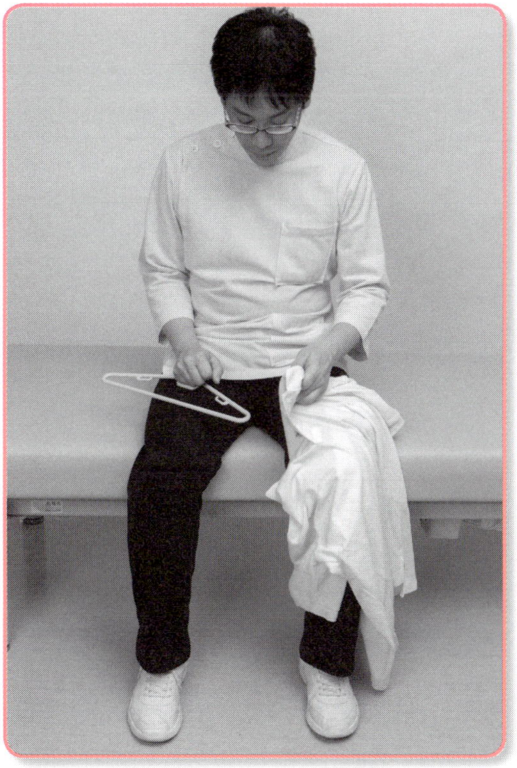

1

マヒ側の手でハンガーを持つ
（持たせる）

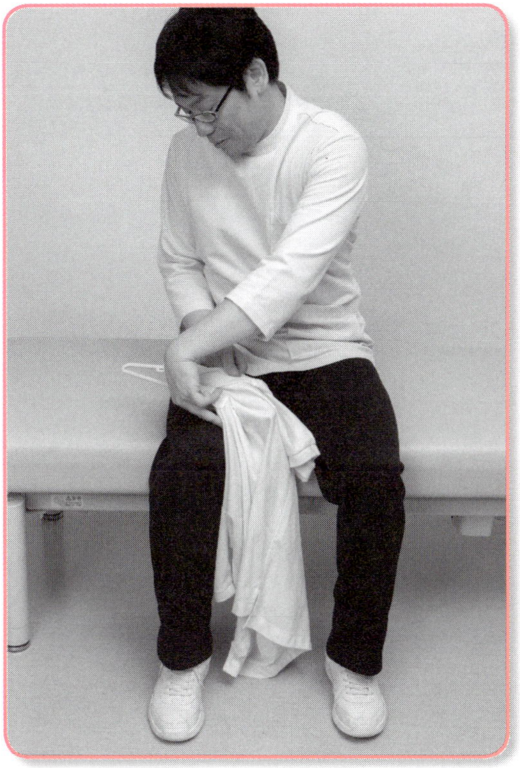

2

マヒのないほうの手で衣服をかける

● できるようならマヒ側の手でハンガーの向きを微調整しましょう

注意POINT!
◎シャツなどの軽い物から練習してみましょう。

❹ 掃除 ぞうきん絞り

- マヒ側の手にぞうきんをにぎらせたまま、マヒのないほうの手をひねって絞るという動作です。
- 肩・肘・手首のそれぞれ分離した運動になり、握力をつける効果もあります。

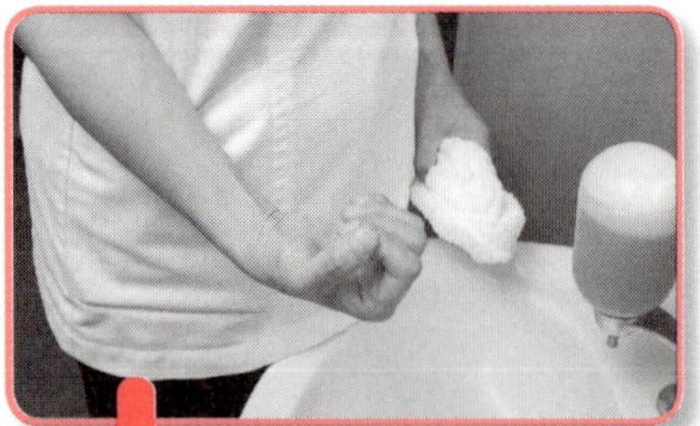

1

マヒ側の手にぞうきんをにぎる（にぎらせる）

- マヒ側の手を洗面台などのへりにつけるとにぎりやすいでしょう

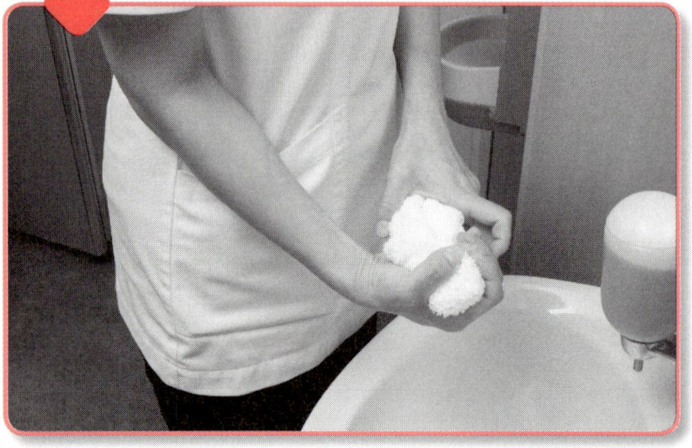

2

マヒのないほうの手を回して絞る

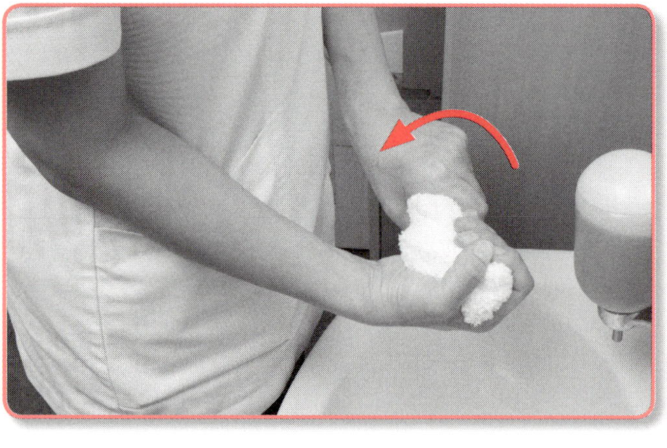

注意POINT!

◎肩に力が入りすぎないようにしましょう。

❺ 買い物 財布を持つ

●マヒ側の手のひらに財布を持たせることで、肩・肘・手首の支持性を高めます。

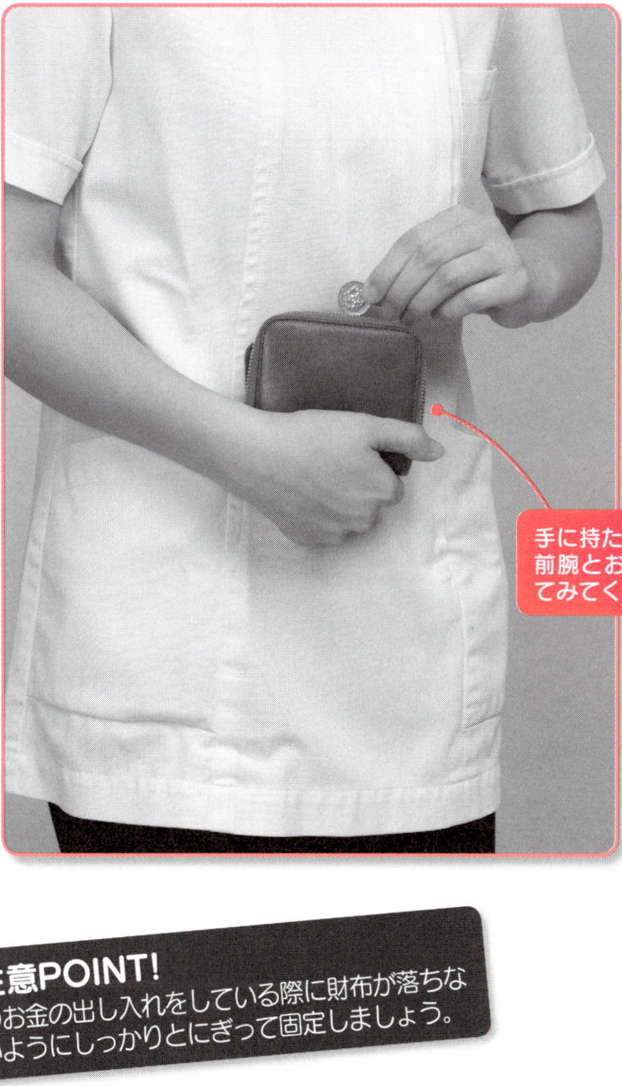

手に持たせることが困難な場合、前腕とお腹の間にはさんで行ってみてください

1

マヒ側の手に財布を持ち(持たせ)、マヒのないほうの手でお金を取り出す

注意POINT!

◎お金の出し入れをしている際に財布が落ちないようにしっかりとにぎって固定しましょう。

❻-1 整容 化粧水をつける

● マヒ側の手のひらに化粧水やクリームをのせることで、マヒ側の手に感覚を入力させてマヒ側の手を意識化させます。

1

マヒ側の手のひらに化粧水（クリーム）をのせる

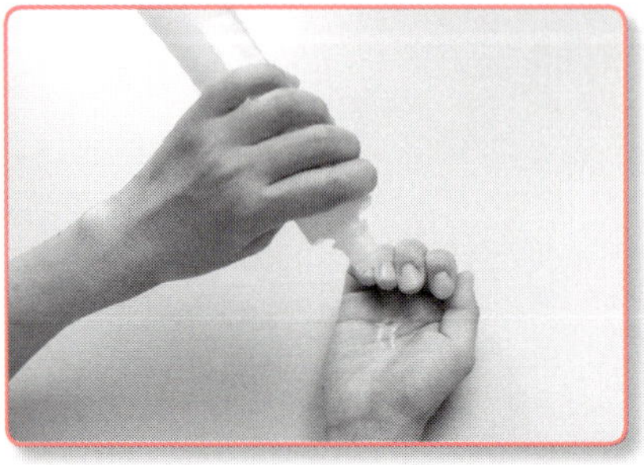

注意POINT!

◎手のひらをしっかり上向きにして化粧水がこぼれないよう気をつけましょう。

2

マヒのないほうの手に化粧水をつけ顔に塗る

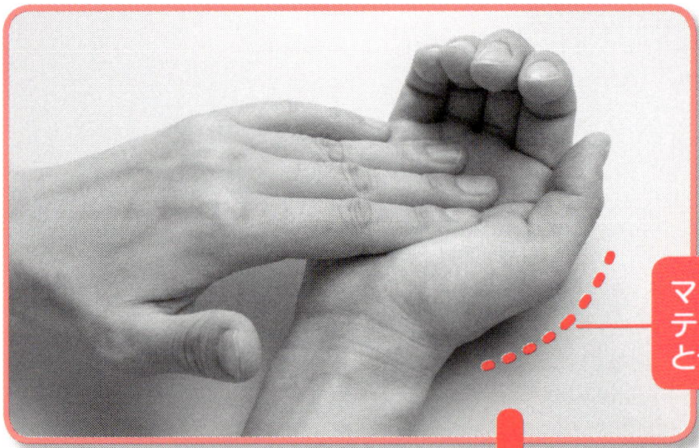

マヒ側の手をしっかりとテーブル上に置いて行うとやりやすいでしょう

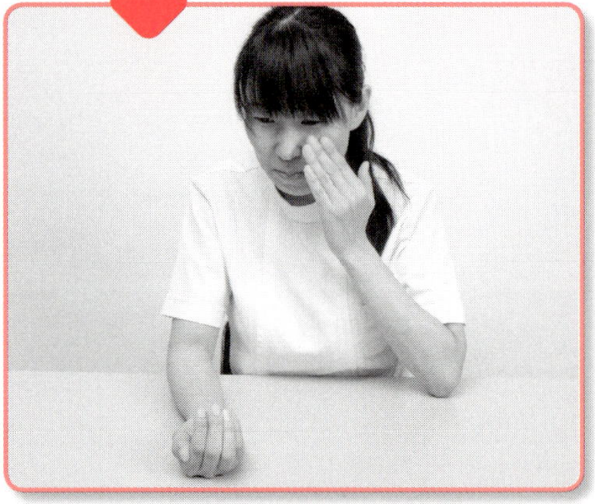

これもおすすめ！

リップグロス、マスカラなどの細いケースは、マヒ側の手ににぎりやすく効果的な訓練になります。

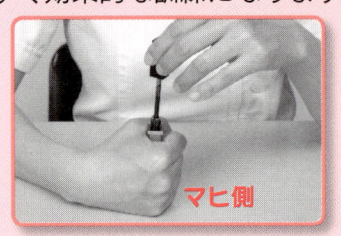

❻-2 整容 ファンデーションを塗る

- ファンデーションの容器をマヒ側の手に持つことによって、マヒ側の手のにぎって支える力を高めます。
- マヒ側の手に感覚を入力させ、マヒ側の手を意識化させます。

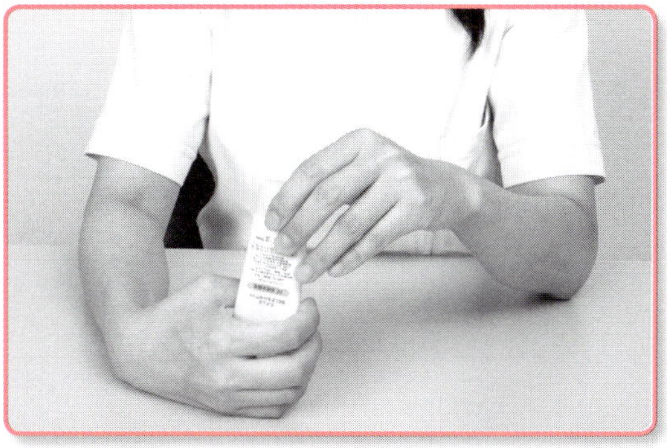

1

ファンデーションの容器をマヒ側の手に持つ（持たせる）

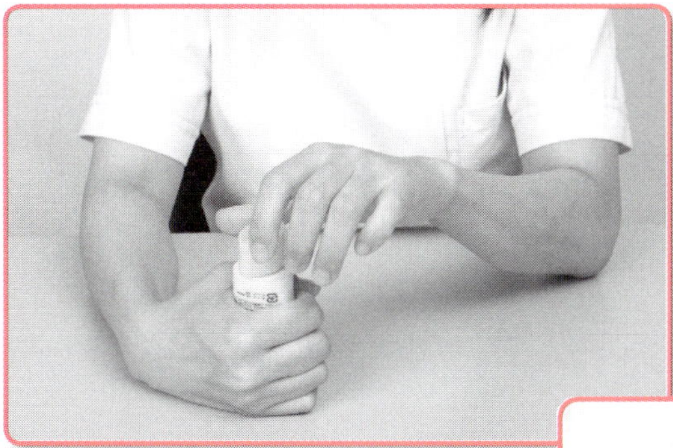

2

マヒのないほうの手でフタを開ける

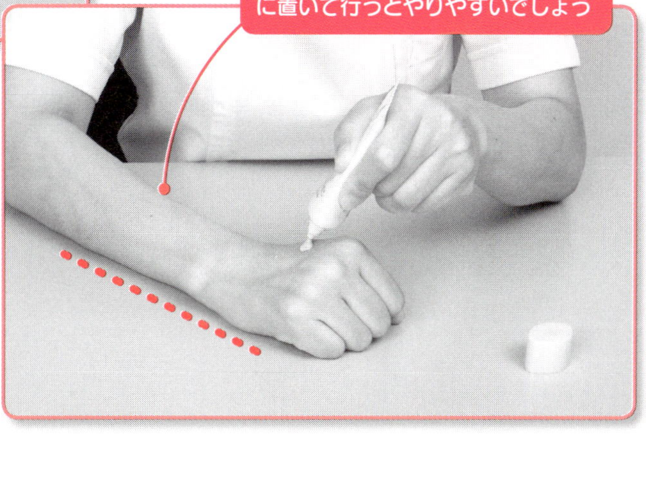
マヒ側の手をしっかりとテーブル上に置いて行うとやりやすいでしょう

3

マヒ側の手の甲にファンデーションをのせ、反対の手で顔に塗る

注意POINT!
◎手のひらを下に向けるよう意識しましょう。

❻-3 整容 ハンドクリームを塗る（手の甲）

●マヒ側の手の甲にクリームを塗ることで、感覚刺激を与え、マヒ側の手を意識化させる効果があります。さらに肩・肘の運動性を高めます。

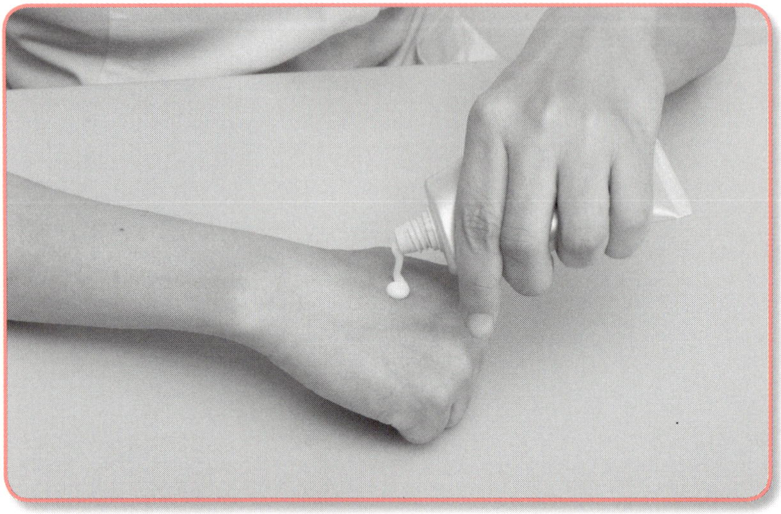

1

マヒ側の手の甲にハンドクリームをのせる

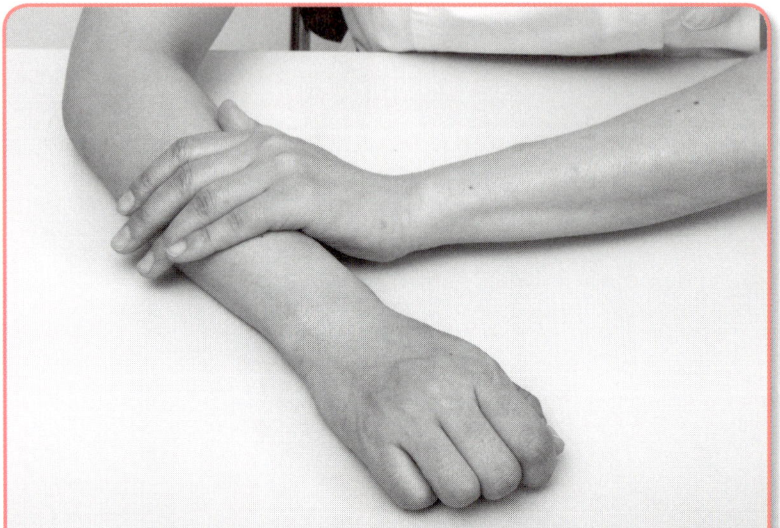

2

マヒのない手でマヒ側の手に塗りこむ

●ゆっくりと指先から腕の方向に塗りこみましょう

❻-4 整容 ハンドクリームを塗る（手のひら）

●マヒ側の手のひらにのせたクリームを塗りこみ、指を広げます。感覚刺激を与え、マヒ側の手を意識化させる効果があります。

1

マヒ側の手のひらにハンドクリームをのせる

● 手のひらの上（手首に近い）のほうにクリームをのせるようにすれば、マヒ側の指が曲がっていても行いやすいでしょう

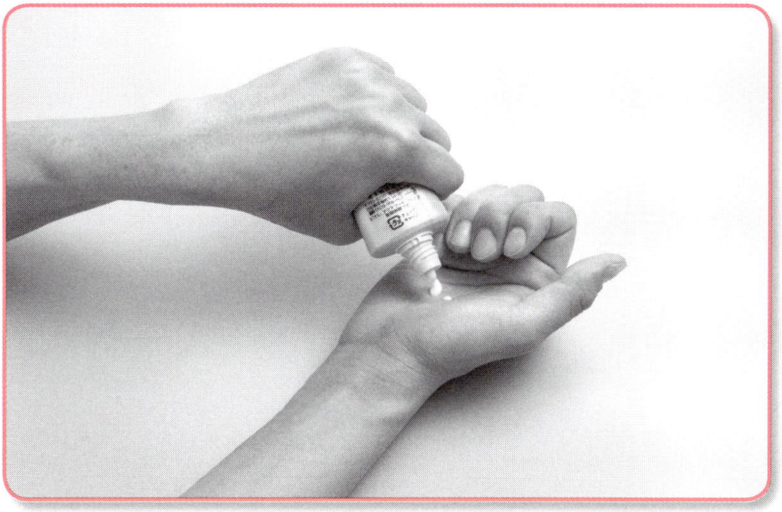

2

マヒ側の手のひらに塗りこむ

● 塗りこんで指を広げましょう

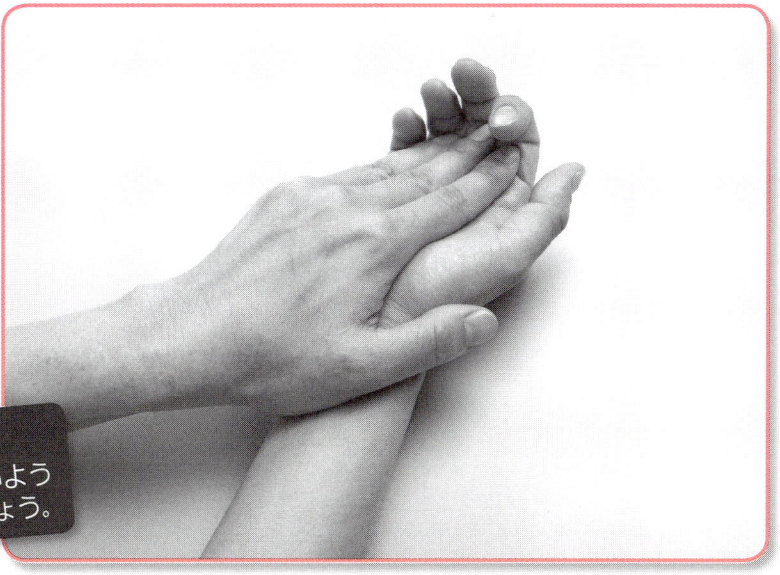

注意POINT!
◎爪で皮膚を傷つけないよう爪を切ってから行いましょう。

❼-1 洗い物 スポンジを持つ

- スポンジを手のひらにのせてにぎったままで２つの動作を行います。
- にぎって持つ能力を高めると同時に両手動作の獲得をめざします。

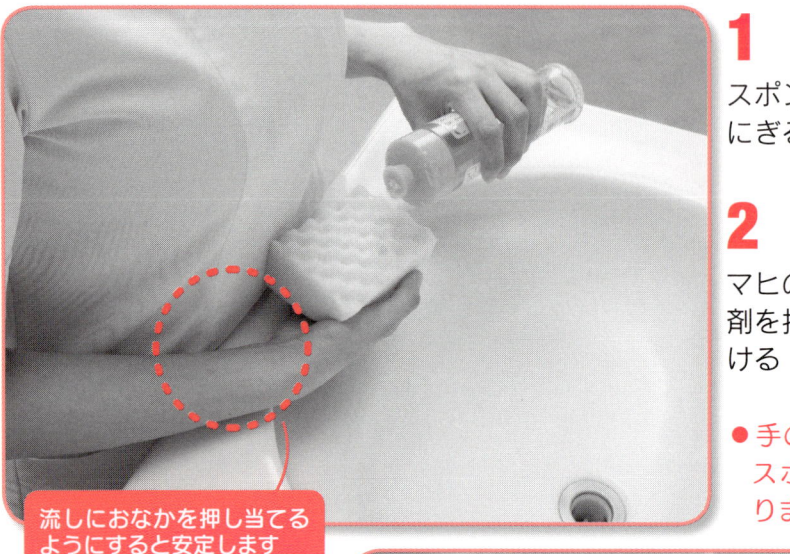

流しにおなかを押し当てるようにすると安定します

1

スポンジをマヒ側の手でにぎる

2

マヒのないほうの手で洗剤を持ち、スポンジにつける

- 手のひらにしっかりとスポンジを当ててにぎります

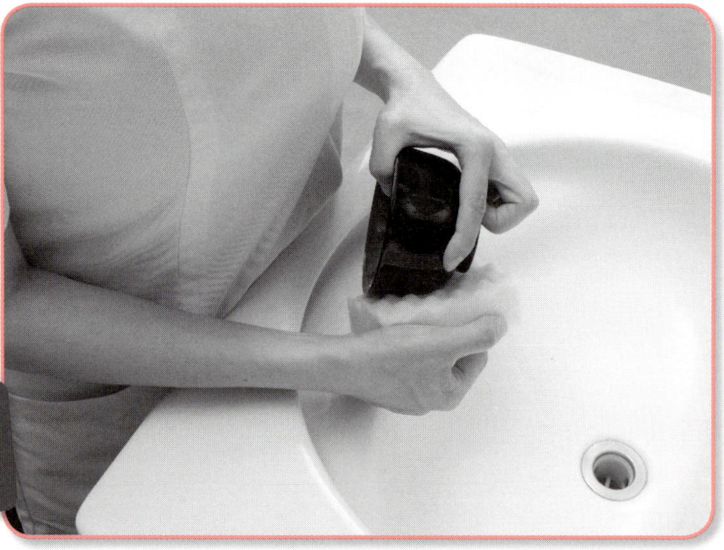

3

マヒ側の手にスポンジを持ったまま、お椀をスポンジにこすりつける

注意POINT!

◎肩・肘などに余計な力が入らないようにしましょう。

❼-2 洗い物 食器を持つ

●食器をマヒ側の手に持ったまま動かさず、マヒのないほうの手で洗います。
●物を持って支える能力を高めると同時に両手動作の獲得をめざします。

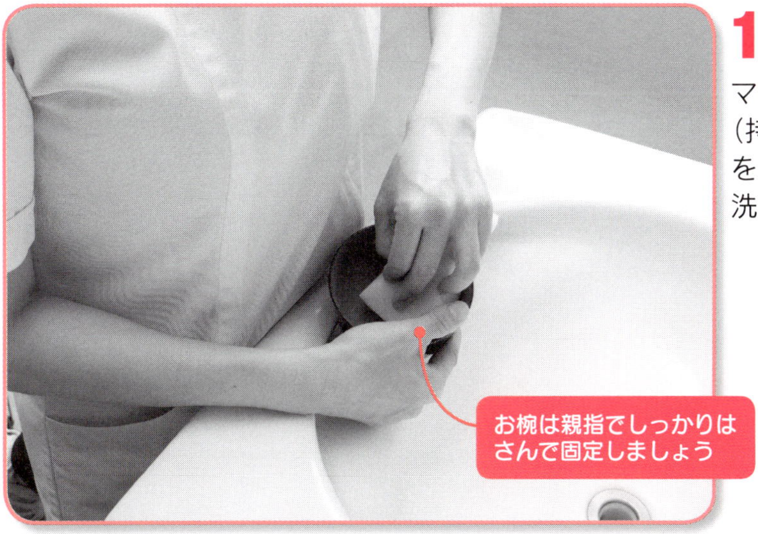
お椀は親指でしっかりはさんで固定しましょう

1

マヒ側の手でお椀を持つ（持たせる）。お椀の内側をマヒのないほうの手で洗う

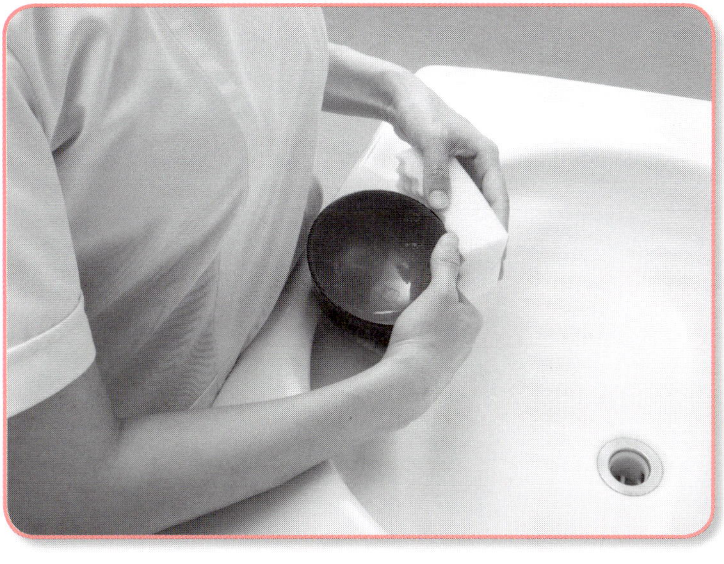

2

お椀の外側をマヒのないほうの手で洗う

注意POINT!
◎まずは割れにくいものからはじめていきましょう。

❽ 入浴 ボディタオルを泡立てる

●からだを洗うという一連の動作のなかで、マヒ側の手で物品をしっかり持つことを目的とします。

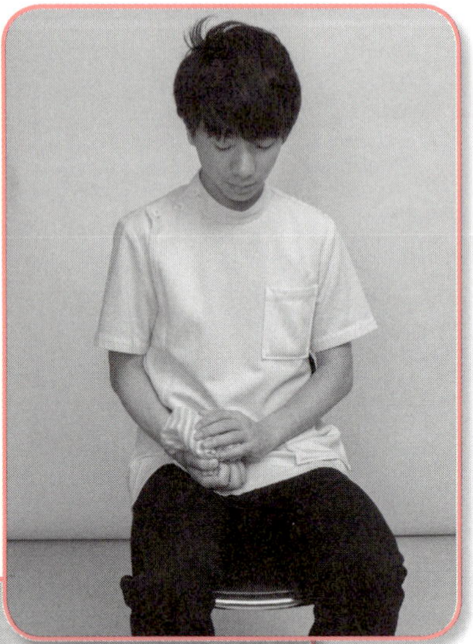

1

マヒ側の手でボディタオルを持つ

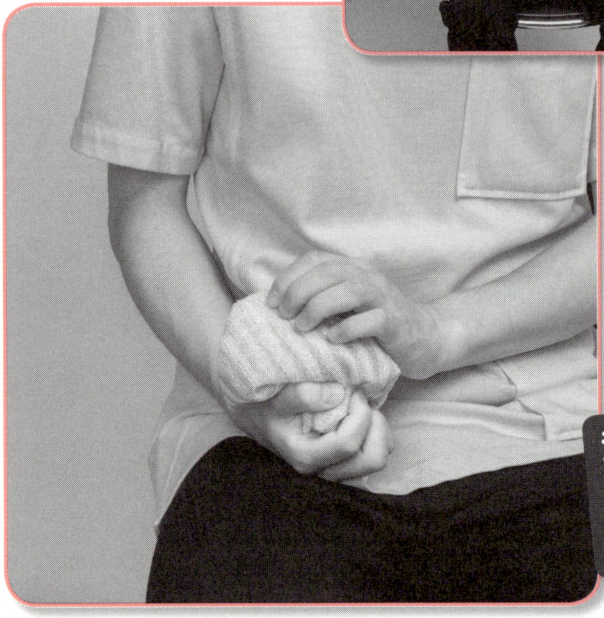

2

マヒのないほうの手で泡立てる

● できるようなら、マヒ側の手を動かして両手で泡立てる動作を意識してみてください

注意POINT!
◎できるだけ手のひらを天井に向けて、スポンジを泡立てやすいように持ちましょう。

⑨ 買い物 軽い荷物を持つ

●マヒ側の手で物品をしっかり持つことが目的です。肩・肘・手首の支持性を高めます。

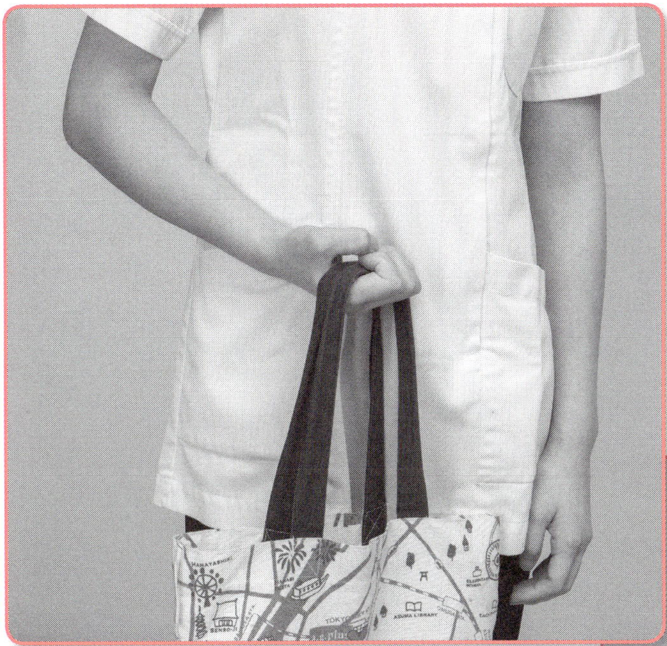

1

軽い荷物（買い物袋など）をマヒ側の手でにぎって持つ

2

手のひらで持つ（持たせる）のが難しいようなら、前腕もしくは肘にかけて持ってみる

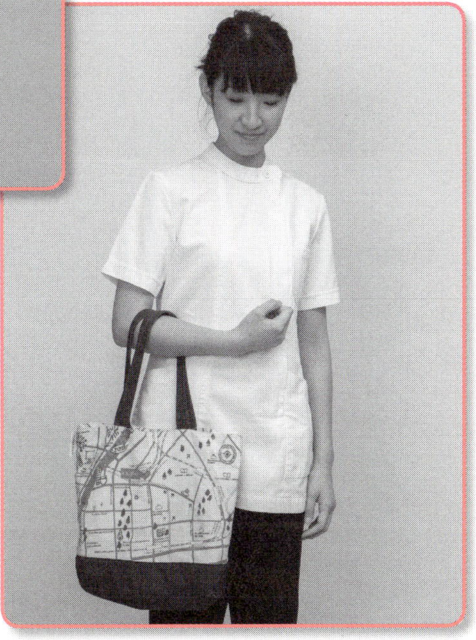

⑩ 余暇 菓子袋を開ける

- 菓子などの袋を利用して、指先で物を固定する力を高めます。
- 指が開かない状態でも、菓子袋を差しこんでみましょう。小さめの袋がよいでしょう。

1

マヒ側の親指と人さし指の側面の間に菓子の袋を差しこみ持つ（側腹つまみ）

- マヒ側の手をしっかりとテーブル上に出します

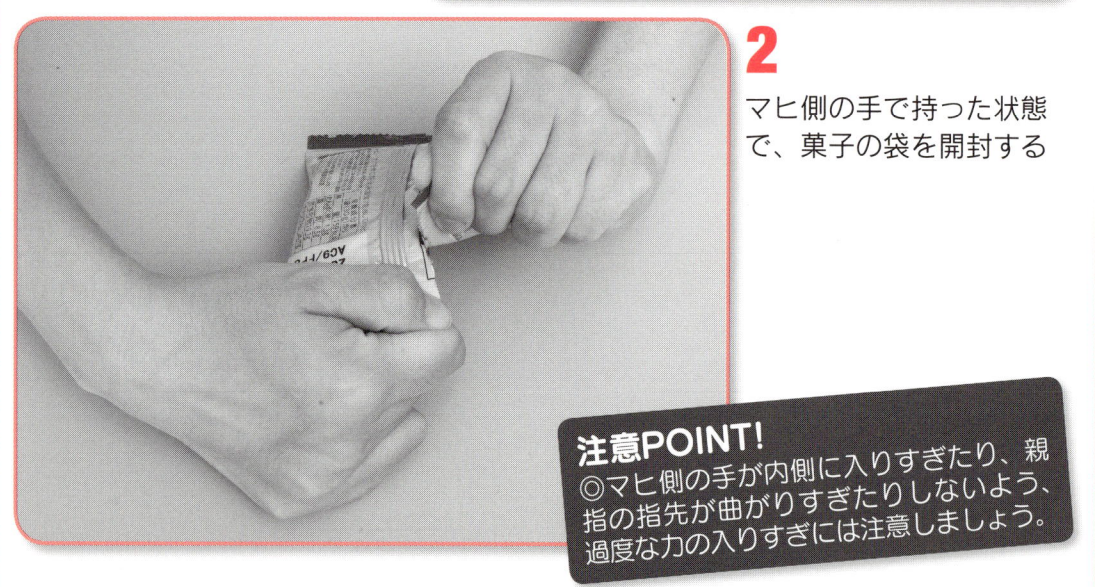

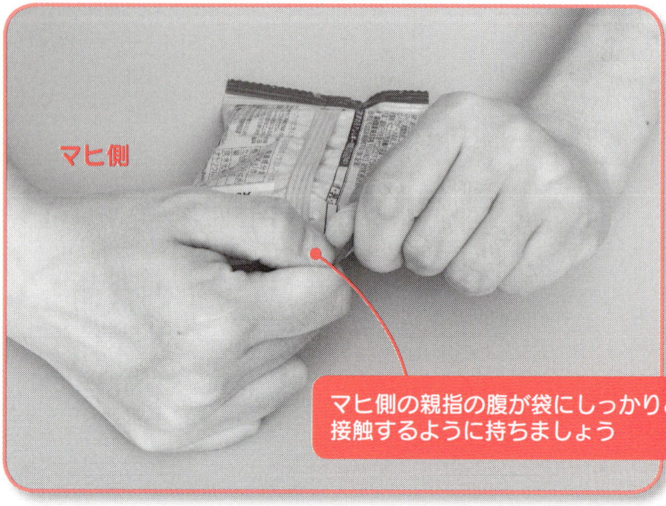

マヒ側
マヒ側の親指の腹が袋にしっかりと接触するように持ちましょう

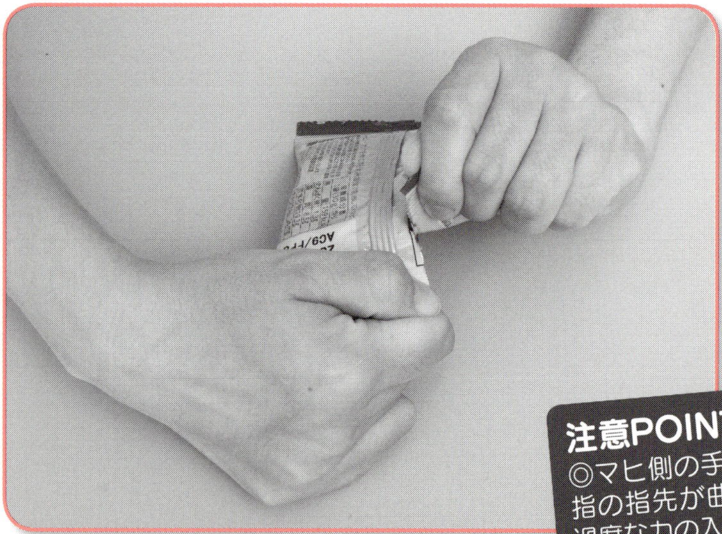

2

マヒ側の手で持った状態で、菓子の袋を開封する

注意POINT!

◎マヒ側の手が内側に入りすぎたり、親指の指先が曲がりすぎたりしないよう、過度な力の入りすぎには注意しましょう。

⑪ 服薬 薬袋を開ける

●菓子袋を開けるのと同様の動作です。小さな物品（薬袋など）を利用して、指先で物を固定する力を高めます。

マヒ側の手は動かさずに
親指の腹が袋にしっかりと接触するように持ちましょう

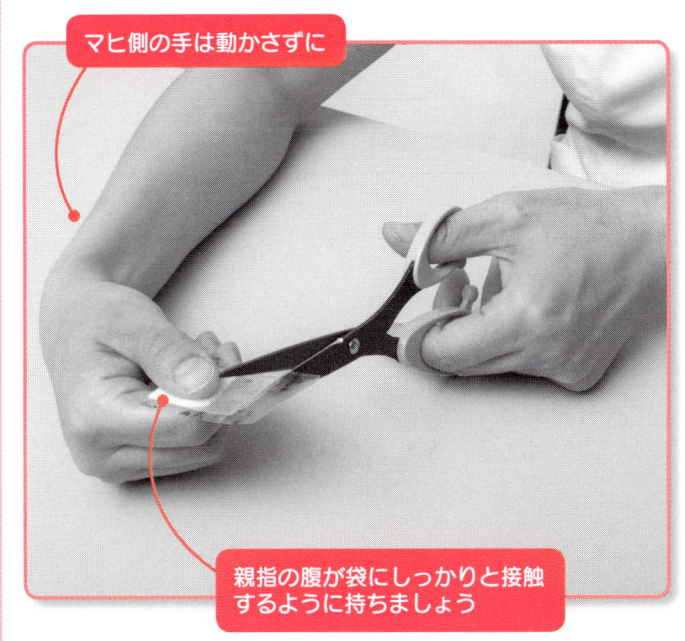

1

マヒ側の親指と人さし指の側面の間に薬の袋を差しこみ持つ（側腹つまみ）

- マヒ側の手をしっかりとテーブル上に出します

2

マヒのないほうの手ではさみを持ち、開封する

- 親指の指先が曲がりすぎないよう、過度な力の入れすぎには注意しましょう
- ケガに注意しましょう

錠剤を取り出すタイプの場合

1

マヒ側の親指と人さし指でつまむ

2

マヒのないほうの手で薬を押し上げる

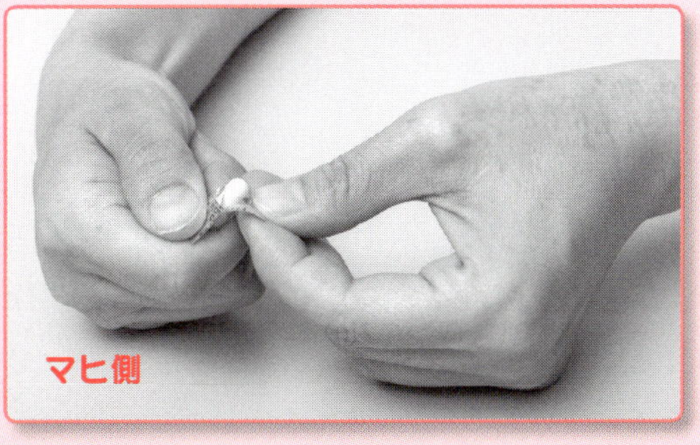
マヒ側

⑫ 排泄 トイレットペーパーをちぎる

左マヒ

● トイレットペーパーを引く、切るという一連の動作から、マヒ側の指先で物を固定する力を高めます。

1

マヒのないほうの手でトイレットペーパーを引き出す

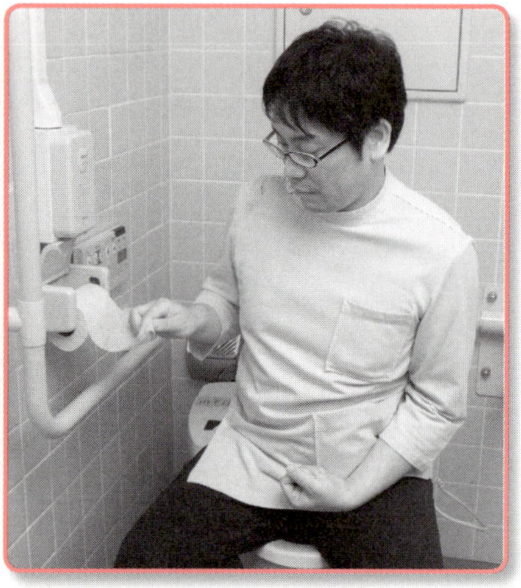

2

引き出したペーパーをマヒ側の手に持ち替える

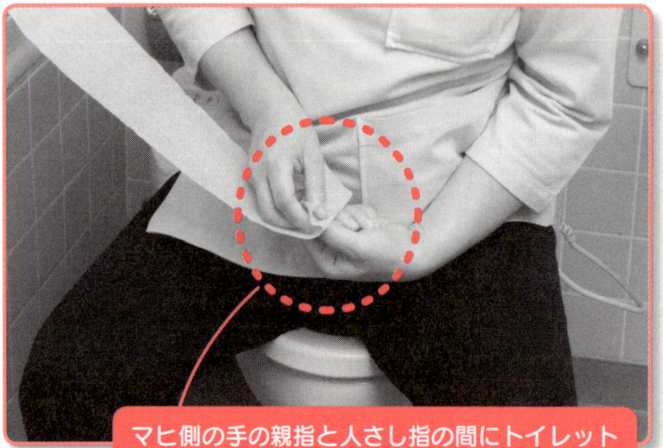
マヒ側の手の親指と人さし指の間にトイレットペーパーをはさみしっかりと持ちます

3

マヒのない手で上側を押さえ、マヒ側の手でちぎる

● 指先で持つことが難しい場合は手の中ににぎって持ちます
● ミシン目に沿ってちぎると楽に切ることができます

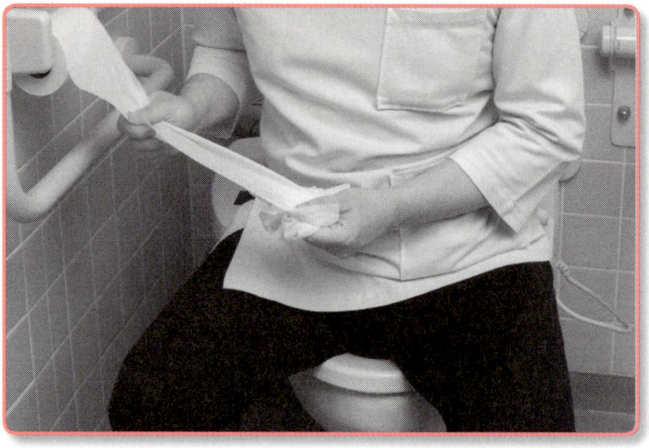

PART 4

リハビリを助ける「ボツリヌス療法」と「補助療法」

発症から期間がたっていても、筋肉のこわばりをやわらげる「ボツリヌス療法」と適切な訓練との組み合わせで、機能の改善がみられる重度マヒの患者さんが増えています。また補助的な療法を行うとさらに訓練がしやすく効果が上がります。

治療の効果

リハビリのための下地をつくるボツリヌス療法

脳卒中の発症から６ヵ月以上たつと機能回復のリハビリ効果はないと考えられてきました。上肢は４ヵ月です。しかし重度マヒでも機能回復が期待できるようになりました。

上肢痙縮で生じる問題

機能の問題

- 手が伸びない
- 物が押さえられない
- 物がつかめない
- 物が離せない

etc.

介護の問題

- 指が開けない、脇が開かないなど衛生状態を保てない
- 整容時の妨げで痛みを訴える

etc.

容姿の変化

- 歩行時に腕が上がりやすくバランスが悪い

etc.

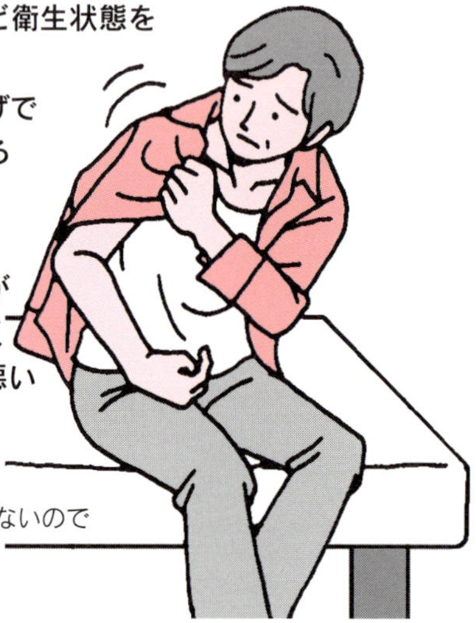

腕が上がらないので着衣も困難

ボツリヌス療法とは

食中毒の原因菌であるボツリヌス菌が作り出すボツリヌス毒素を筋肉内に注射する治療法です。ボツリヌス毒素は、神経終末に作用し、アセチルコリン（神経伝達物質の一種）の放出を阻害する作用を持っています。そのため筋肉の収縮が阻害されることになります。

日本では、片側顔面けいれん（片側の顔面がピクピクひきつる）、痙性斜頸《けいせいしゃけい》（首が斜めに曲がったり傾いたりしてもとに戻らない）などの疾患に使用されています。治療に使用するボツリヌス毒素は、人工的に１０００倍以上に薄めて薬として精製したものなの

腕と手の機能を改善する方法

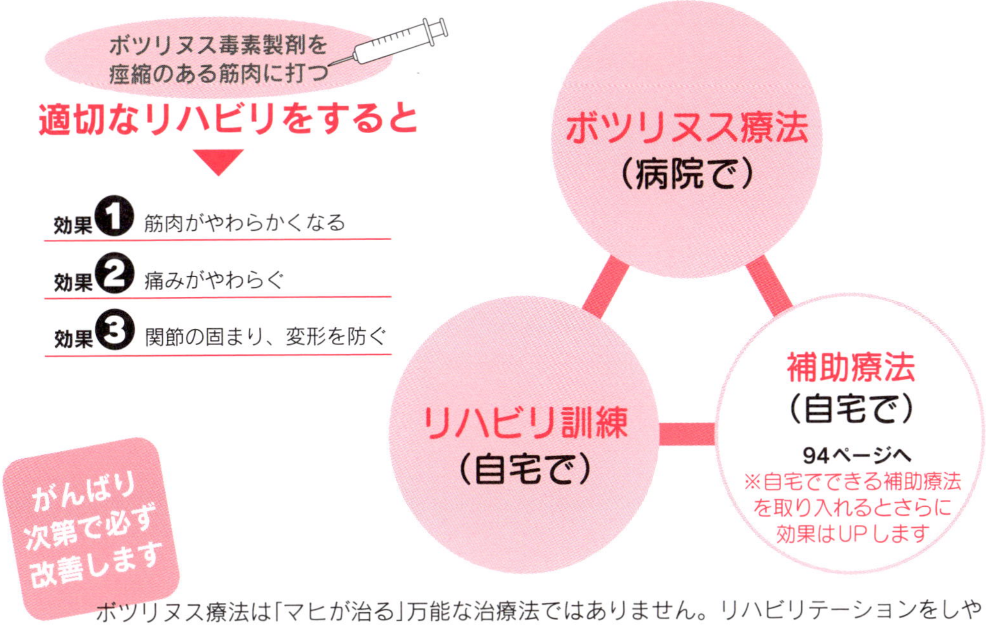
ボツリヌス毒素製剤を
痙縮のある筋肉に打つ
適切なリハビリをすると
効果1 筋肉がやわらかくなる
効果2 痛みがやわらぐ
効果3 関節の固まり、変形を防ぐ
ボツリヌス療法
（病院で）
リハビリ訓練
（自宅で）
補助療法
（自宅で）
94ページへ
※自宅でできる補助療法を取り入れるとさらに効果はUPします
がんばり次第で必ず改善します

ボツリヌス療法は「マヒが治る」万能な治療法ではありません。リハビリテーションをしやすくする方法だと理解してください。一生懸命リハビリをしているにもかかわらず、痙縮が強くてうまくリハビリできない人におすすめできる治療法です。治療後はリハビリに取り組むと日常生活で少しは手を使いやすくなってきます。

自分でうまく動かせない「廃用手」から、物を押さえたり引き寄せたりすることができる「補助手」のレベルまで引き上げることをめざします。時間はかかりますが、しっかり訓練を続ければ、必ず答えは返ってきます。

で、安全で全身に害を及ぼすものではありません。

従来の治療の壁・限界を克服

上《じょう》肢《し》痙縮《けいしゅく》（手の筋肉のつっぱり）と下《か》肢《し》痙縮（足の筋肉のつっぱり）への治療法は、２０１０年10月に許可・承認されており、慈恵医大ではいち早くこの治療を取り入れています。

治療後は、ほとんどの患者さんで注射した筋肉が弛緩し、硬かった筋肉がやわらかくなったことを実感されます。今までよくならないとされていた重度マヒの改善が得られています。

なお日本で保険適用となっている治療用のボツリヌス毒素製剤は、ボトックス（商品名）に限られています。

治療のすすめ方

持続効果は数ヵ月。年に数回注射する

ボツリヌス療法の持続効果は数ヵ月。痙縮そのものが治るというものではありません。リハビリをしながら治療計画を立てます。

効果持続期間は3～4ヵ月

一般的には、ボツリヌス療法の効果は、投与後、2～3日で徐々に現れ、1週間程度で安定し、通常3～4ヵ月間持続します。しかしながら、投与後きっちりとしたストレッチをするとすぐに効果が現れることも多くあります。この効果が続いている期間にしっかりリハビリに励みます。

投与後のリハビリをしないと3ヵ月以内に、また打つ前と同じ、つっぱった状態に戻るので、本書で紹介しているストレッチや運動は大切です。

反対に自主的にリハビリをしない人には、この治療法は不向きです。改善がほとんど認められない場合が多くあります。

しっかり訓練ができている患者さんには、3ヵ月から3ヵ月半おきに数回は投与していきます。

① 外来予約・診察

外来受診してもらい、患者さんの診察をします。

●どの治療法が適しているか

慈恵医大では、経《けい》頭《とう》蓋《がい》磁《じ》気《き》刺《し》激《げき》療《りよう》法《ほう》（97ページ）、ボツリヌス療法あるいは両者の併用療法のどれに適応するのか判断をし、説明をします。

ボツリヌス療法適応の場合

1 医師から患者・家族（必要に応じて）に治療に関する説明をします。治療の前に必ず同意書を取り交わします。

2 マヒ手がどのような状態か評価をします。

3 目的筋を定めます。

4 同日投与か投与日予約をします。

治療スケジュールの例

リハビリ・訓練を開始

リハビリしないと3ヵ月でもとに戻る!!

（慈恵医大では、作業療法士からストレッチなど訓練の仕方の指導を受けます）

② 投与（初回投与）

投与前に主に作業療法士が専門的な評価をします。

（投与後、顕著な脱力や倦怠《けんたい》感がある場合、また痛みや腫《は》れ、発赤などが目立つようであれば外来受診します）

経過観察

③ 受診（1～2回）

医師と症状について相談しながら、次回投与を予約します。

経過観察

④ 投与（2回目投与）

初回投与前と同様の評価をします。
評価をしながら、2回目以降は、③～④をくり返します。

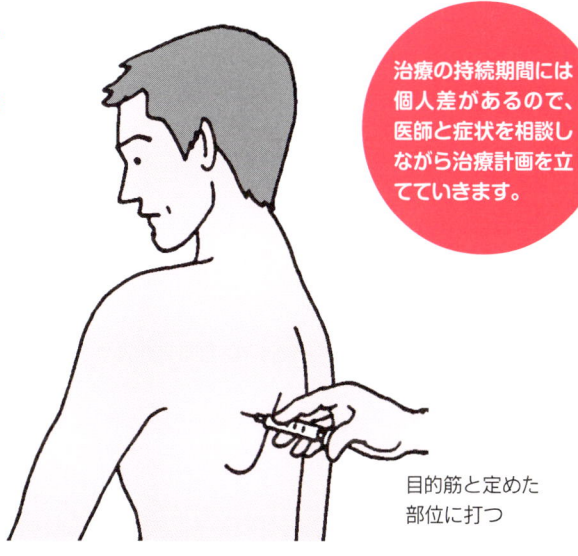

治療の持続期間には個人差があるので、医師と症状を相談しながら治療計画を立てていきます。

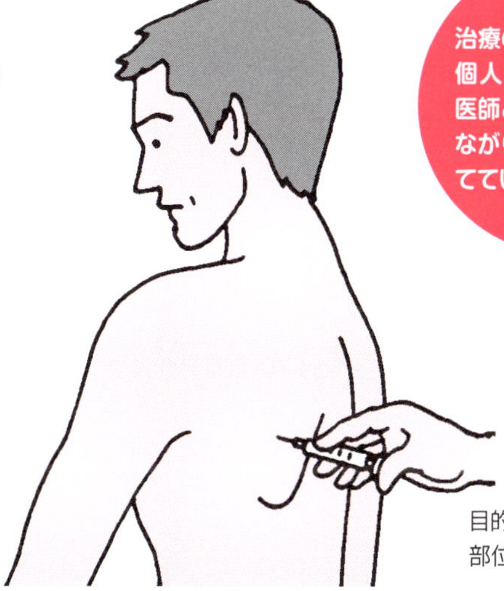

目的筋と定めた部位に打つ

どこに打つのか①

マヒの状態と患者さんの目標から決める

痙縮のみられる筋肉に注射をします。注射する部位は患者さんのマヒの状態によって異なります。さらに患者さんの希望も考慮し投与します。

目的筋の決め方

ボツリヌス毒素製剤を打つ部位（目的筋）は、マヒ手の関節が動く範囲（関節可動域）をチェックし、さらに実際に患者さんにマヒ手を動かしてもらい、痙縮の度合いをみて、できなくなっている動作やとりづらくなっている動作を確認して決めます。

投与することが多い筋

とくに太字が選択されることが多い筋です

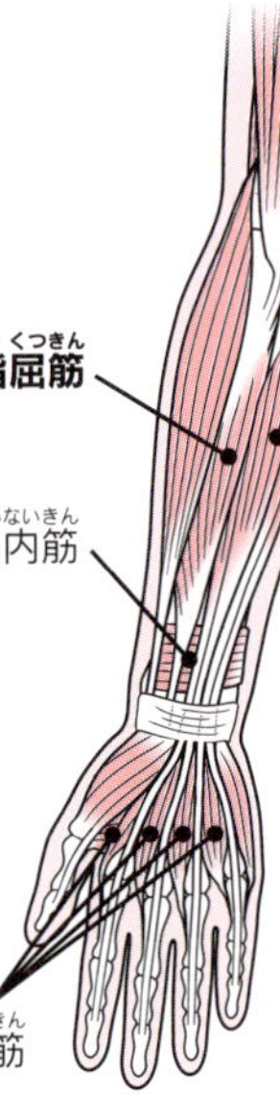

長母指屈筋《ちょうぼしくつきん》
深指屈筋《しんしくつきん》
方形回内筋《ほうけいかいないきん》
虫様筋《ちゅうようきん》

（深層）

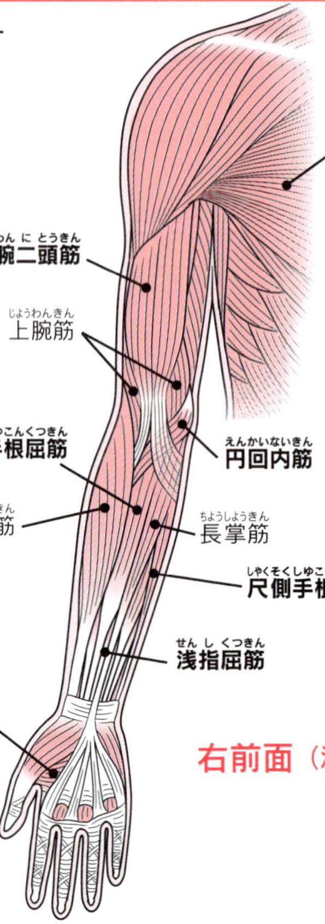

大胸筋《だいきょうきん》
上腕二頭筋《じょうわんにとうきん》
上腕筋《じょうわんきん》
橈側手根屈筋《とうそくしゅこんくつきん》
円回内筋《えんかいないきん》
腕橈骨筋《わんとうこつきん》
長掌筋《ちょうしょうきん》
尺側手根屈筋《しゃくそくしゅこんくつきん》
浅指屈筋《せんしくつきん》
母指内転筋《ぼしないてんきん》

右前面（浅層）

右背面（浅層）

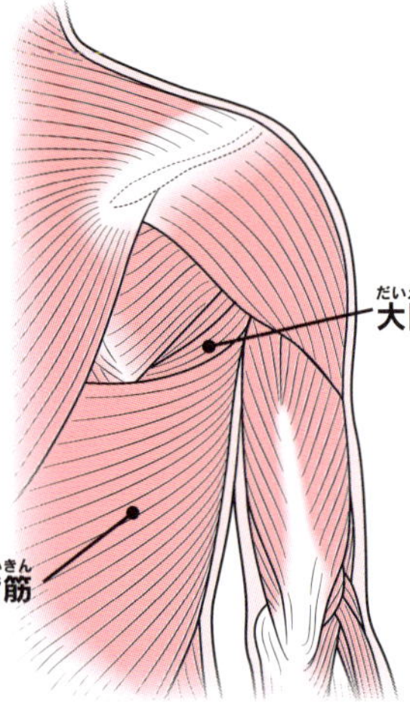

大円筋《だいえんきん》
広背筋《こうはいきん》

肩周囲筋から集中的に打つ

ほとんど腕も上がらない、肘も伸びない、手も開かないという重度のマヒの人が少しでもよくなろうとリハビリをする場合、まず指を動かす訓練をしようとします。

しかし神経学的には指を動かすことは難しく、腕を上げるほうがはるかに簡単です。また数年も正しいリハビリをしなかったものが動くわけがありません。そこで最初は、腕を上げるような訓練ができるように、ボツリヌス毒素製剤を肩周囲の筋肉に集中的に打つことが有効です。上肢全体でボツリヌス毒素製剤の使用上限が決まっているので、残りは痙縮の強い筋肉を選び打つようにします。

投与のケース例（左マヒ）

腕を上げる訓練をしやすくする

肩関節の可動域の制限がみられる場合、肩周辺の筋の痙縮が強いため、大胸筋と広背筋を中心に投与します。さらに上腕二頭筋に打つと肘が伸ばしやすくなります。

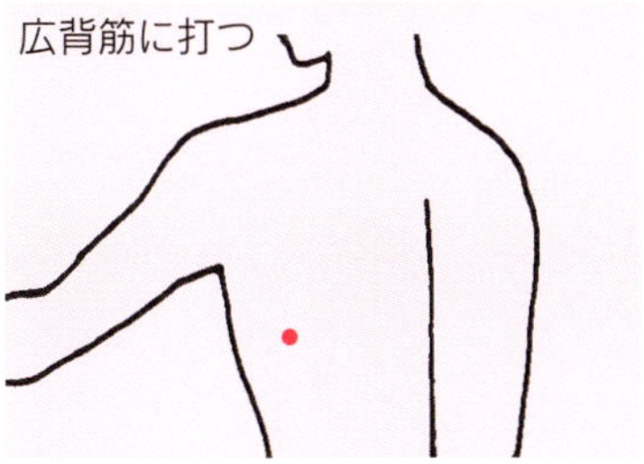

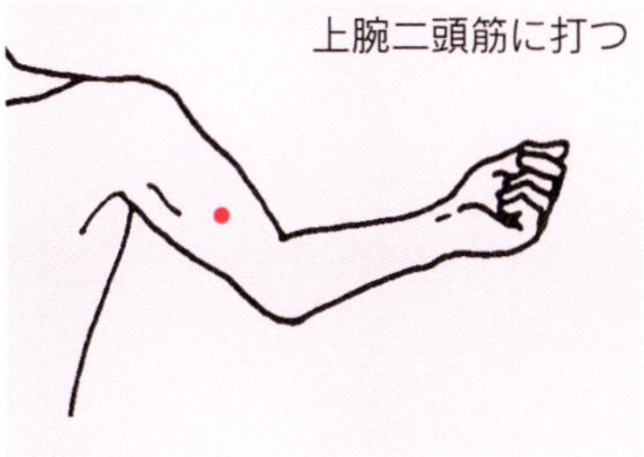

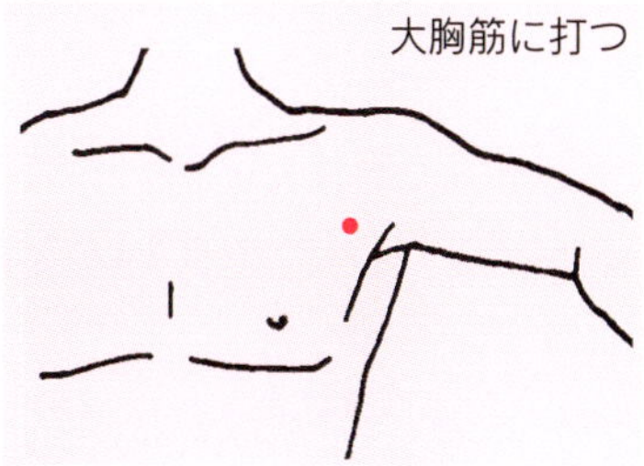

手首を反らせる訓練をしやすくする

手首の痙縮が強くて内側に入り曲がっている人が多くいます。手首を外側に開きやすくする主な筋、円回内筋を中心に橈側手根屈筋、長掌筋、尺側手根屈筋などに打ちます。

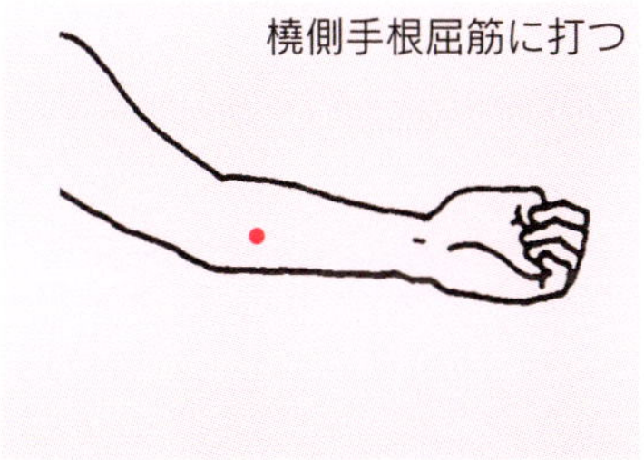

手指を開く訓練をしやすくする

〝にぎりこぶし〟のようになっている場合がほとんどです。とくに親指がぎゅっと内側に入っていることがよくあります。指の関節のどの部分に痙縮が強いかで、虫様筋、浅指屈筋、深指屈筋、長母指屈筋、母指内転筋に打ち分けます。

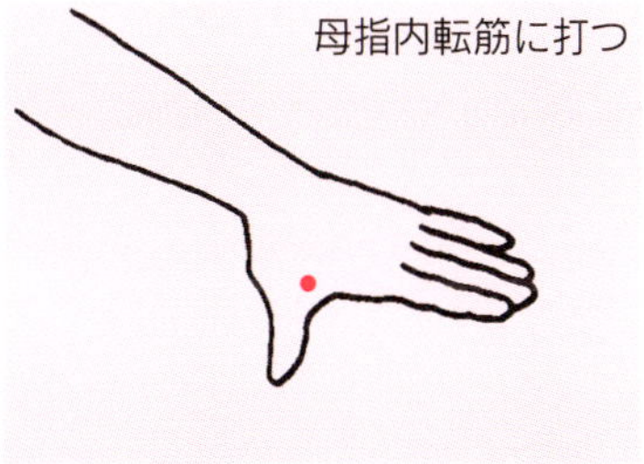

どこに打つのか②

重度マヒの改善のゴールを決めよう

ボツリヌス療法では最終的な目標はどこかによっても打ち方は変わってきます。施術前にしっかり医師に確認しましょう。

ゴールはどこか

積極的な治療のために最終的には
どこを目標にしたいか決めます

目標 1　日常生活のなかで少しでも使いやすくしたい

機能改善

治療と訓練で

- 物を押さえられるようになる
- 着替えの際に袖が通しやすくなる
- タオルで手を拭きやすくなる
- 物がつまめるようになる

etc.

または

目標 2　介護者の負担を軽くしたい

介護量の軽減

治療と訓練で

- 介助時に肘が伸ばしやすくなり、衣服の着脱が楽になる
- 介助時に脇や手のひらが開きやすくなり、清潔にできる
- 介助時に指の爪が切りやすくなる

etc.

さらにこんな効果も!　歩行のバランスがよくなる

二次的な改善

上肢にボツリヌス療法を行い適切なリハビリをすると、上肢の痙縮が落ちるため歩行中に手が上がりにくくなってきます。そうなるとマヒ側の足に体重がかかりやすくなります。安保先生の症例では、ほぼ半数の人に歩容（歩く姿）の改善がみられています。

Q 料金はいくらかかるのでしょうか？

A

ボツリヌス療法は、保険適応の治療法ですが、現在（2023年10月）ボトックス製剤とゼオマイン製剤の2種類が使用できます。ボトックス製剤は、上肢痙縮に最大400単位、下肢痙縮に最大300単位施行できますが、上下肢痙縮には合計最大600単位の施行が上限となります。ゼオマイン製剤は、上肢痙縮に最大400単位、下肢痙縮に最大400単位施行でき、上下肢痙縮には合計最大800単位の施行が上限となります。費用は使用量により異なりますが、手技料を含めて400単位（100単位製材使用2023年現在）施行した場合、健康保険の3割負担でボトックス約75,000円　ゼオマイン約42,000円。ただし、身体障害者手帳や高額医療費制度により公的支援を受けられる場合もありますので、所轄のところにご相談ください。

Q ボツリヌス療法はどこで受けられるでしょうか？

A

ボツリヌス療法は規定の講習を受講し、資格を取得した医師のみが行える治療法です。東京慈恵会医科大学附属病院では、脳卒中による上肢マヒや下肢マヒに対して年間900回ほどのボツリヌス療法を施行しています。

ボツリヌス療法の施行が可能な医療機関は、以下に掲載されています。

グラクソ・スミスクラインの「痙縮（手足のつっぱり）について相談できる施設」
https://www.health.ne.jp/hospital/keishuku/

帝人の医療機関を探す「手足のつっぱり（痙縮）リハビリサポート」
https://keishuku-reha.com/clinics/

Q 発症から数十年たっていますが、ボツリヌス療法の効果はありますか？

A

あります。重要なのは、そのときの機能とやる気です。くり返しになりますが、ボツリヌス療法だけではだめです。訓練を併用しないと意味がありません。発症から期間がたってしまっていると拘縮を伴った痙縮がある場合がほとんどです。痙縮は拘縮の改善を阻害します。ボツリヌス療法はこの痙縮に対して効果があります。

Q 回復期病院でリハビリ中なのですが、ボツリヌス療法を受けられますか？

A

脳卒中の回復期病院では実施しているところはほとんどないでしょう。急性期から回復期入院中にかけて重要なことは、リハビリに集中することです。この時期にマヒの改善がもっとも認められます。またマヒ側の管理をしっかりします。典型的な脳卒中後遺症の場合、ボツリヌス療法が必要な人は発症後半年以降からだと思います。

自宅でできる
補助療法

振動刺激で筋肉の緊張をやわらげる

筋肉の緊張をやわらげるには、ボツリヌス療法のほかに手軽に自宅で取り入れられる振動刺激を利用した方法が有効です。

リハビリを助ける振動刺激療法

振動の刺激を与えることで筋肉の緊張をやわらげるとその後のストレッチなどの訓練が行いやすくなります。

さらに前腕に振動刺激を与えると筋肉の収縮を補助する効果により、腕が動きやすくなります。

一般家庭用として市販されている電動マッサージ器は振動ヘッド部分を肩や腕などに当てることで、血行をよくし、筋肉の疲れを取る・こりをほぐすものとしてよく使われています。

ここでは一般家庭用の電動マッサージ器を使った介助の仕方を紹介します。

手順とポイント

1 手のひら

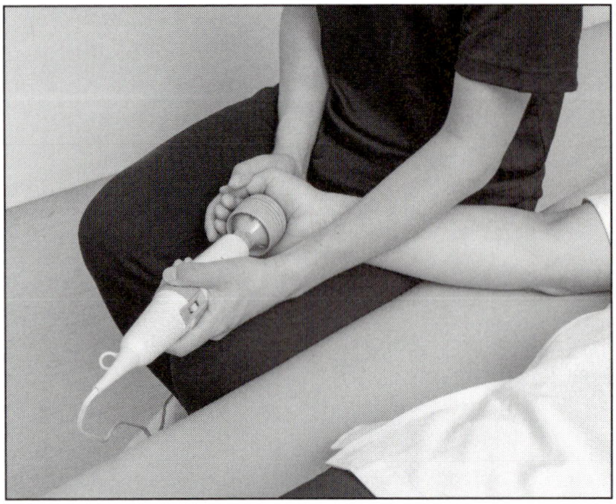

①肘・手首を伸ばし、指を広げる
②手のひらに振動ヘッドを当てる

一般家庭向け電動マッサージ器を活用します（一例紹介）

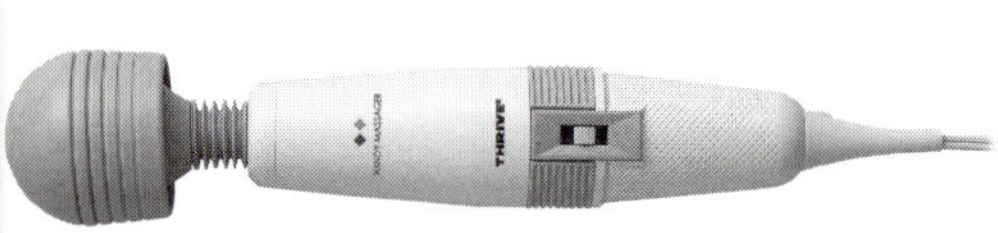

ハンディマッサージャー ハンディバイブ
（スライヴ　MD-01・ホワイト／大東電機工業株式会社）

2
腕（内側）

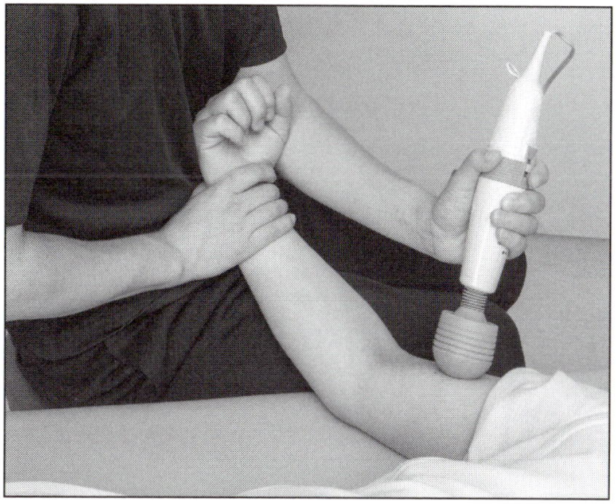

①肘・手首を伸ばす
②力こぶの筋肉（上腕の内側）に振動ヘッドを当てる
③前腕（手首に近いほう）の内側にも振動ヘッドを当てる

注意POINT!

◎皮膚と振動ヘッドの摩擦により、痛みやすり傷、軽度のやけどが生じる場合があります。皮膚の状態をみながら実施してください。また予防としては、振動ヘッドに薄手のタオルを巻くなどの工夫もよいでしょう。

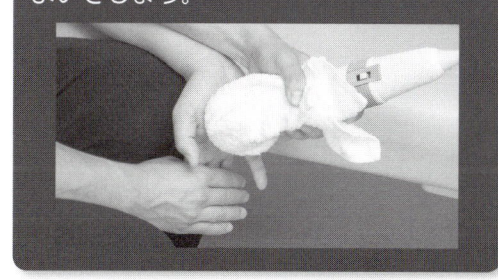

3
腕（外側）

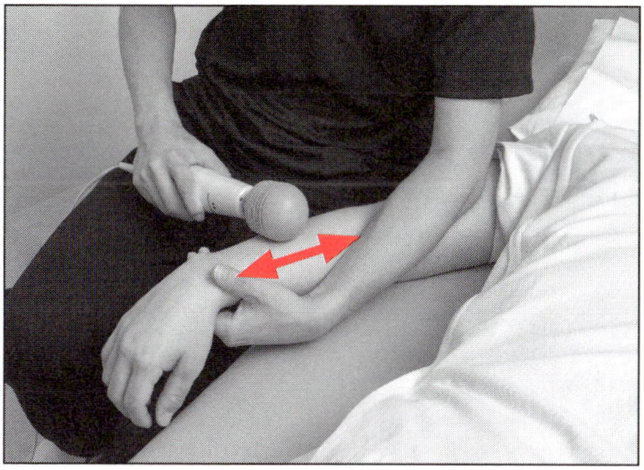

①手のひらを下に向け、前腕の外側に振動ヘッドを当てる
※手首を上に反らす動き、指を伸ばす動きを意識しましょう

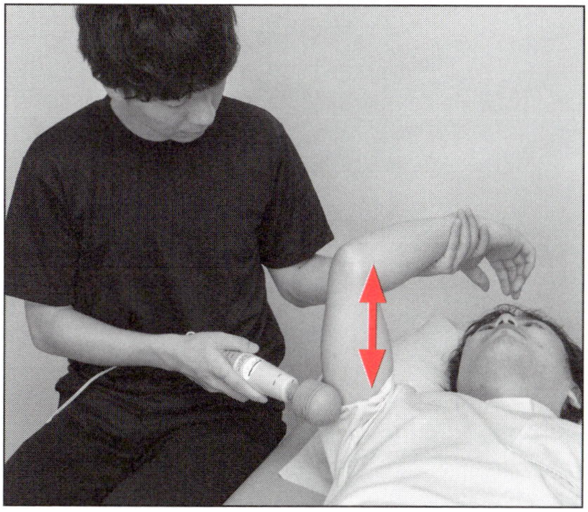

②肘を曲げ、上腕の外側（脇から肘にかけて）に振動ヘッドを当てる
※肘を伸ばす動きを意識しましょう

その他の療法

電気刺激療法とトレーニンググッズ

上肢機能障害のリハビリには、本書で紹介しているような訓練のほかにさまざまなものがありますが、ここでは電気刺激療法で使用する機器や訓練グッズを紹介します。

電気刺激療法

医療施設などで主に使用している機器と家庭で利用しやすい機器を紹介します。

電気刺激治療器①は、医療施設で、臨床において非常に使いやすいとされています。2チャンネルでそれぞれ別の電気刺激モードを出力でき、マヒした筋肉に対して運動レベルや感覚レベルでの刺激を設定して治療を行うことができます。

トレーニンググッズ

家庭での継続的な訓練には、トレーニンググッズを利用するのもよいでしょう。

②は瓢箪《ひょうたん》型の形状で、家庭の食卓テーブルなどの上で使用できる安価な訓練道具です。

凹み部分に手や腕をのせるなどして前後のころがし運動をすることで上肢の伸長運動が簡単にできます。

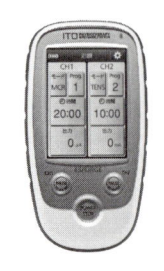

① エスパージ
(伊藤超短波製)
メーカー希望小売価格 115,000円(税別)

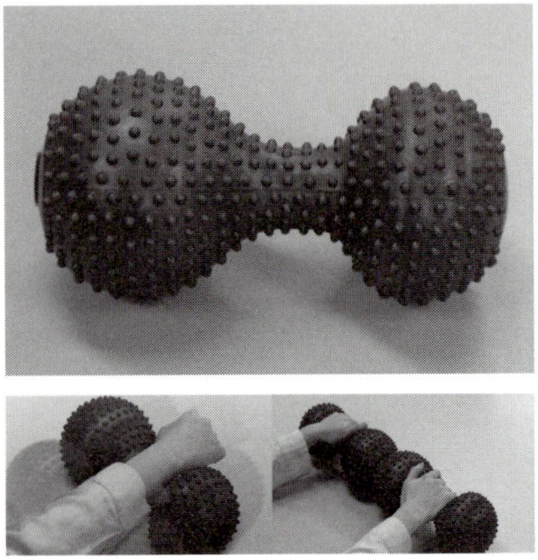

※2個つなぎ合わせて両手で伸長運動。

② OBAロール
(インターリハ社製)
4,053円(税込) http://www.irc-web.co.jp/oba_roll
問い合せ先：
インターリハ(株)
tel 03-5974-0231　fax 03-5974-0233

さらに次の段階へ

進化したリハビリ「NEURO」

磁気刺激と作業療法の組み合わせ

「NEURO」は、脳卒中マヒのなかでも軽度、中等度の上肢マヒの改善をめざす治療法で、経頭蓋磁気刺激療法と集中的作業療法を組み合わせたものです。

経頭蓋磁気刺激療法は、損傷で崩れた左右の大脳のバランスを本来の正常な方向に戻す働きがあります。脳をよい環境にして良質な集中的リハビリを実施し、脳の可《か》塑《そ》性を高めます。

慈恵医大リハビリテーション医学講座の技術指導と協力体制のもと、現在全国12ヵ所で実施され、4000例を超える総症例数になります(2017年4月)。100例を超える治療実績のある7ヵ所の病院には、認定書を出しています。脳卒中発症後期間がたっていても改善がみられ、発症から28年後に受けた人もいます。

平均して1週間で改善がみられる

入院期間は約2週間ですが、平均して最初の1週間で改善がみられます。いくつか適応基準がありますが、前提としてマヒの程度が「手首を曲げないで、指でグー・パーができる。少なくとも親指・人さし指・中指の3指を曲げたり伸ばしたりできる」人が対象になります。

肩も上がらない、肘も伸びない、指も動かせなかったような重度のマヒの人が、本書にある、ボツリヌス療法と併用してのリハビリで、中等度まで改善してNEUROを受けられるようになったケースもあります。

※適応基準など詳しくは、東京慈恵会医科大学リハビリテーション医学講座のＨＰをご覧ください。

http：//jikei-reha.com

からだの重心がわかるようになった

Bさん（60代女性）

●11年前に脳出血発症。右マヒ、当時要介護3。
まっすぐ立てず、からだが斜めの状態、現在は要介護2

●ボツリヌス療法開始：2011年9月、腕を中心に投与

治療を受けてきて、一番の変化は、からだの重心がわかるようになったことです。きれいに立てるようになりました。

1回目の治療では変化はありませんでしたが、2回目に手がやわらかくなったのを感じました。ただ、昨年までは自分でもよくわからなかったのですが、この数ヵ月で、急によくなってきた実感が出てきました。感覚が戻ってきました。お灸の熱さや湿布薬がずれるという感覚もわかってきたんです。

右手がからだにくっついていて腕は上がらなかったのに、肘を伸ばすことができるようになりました。それまで前開きの服か、伸びるニットのような服しか着られなかったのに、伸びないブラウスなども普通に着られるようになりました。指は動かないままですが、腕が上げられるようになったのは私にとっては大きな変化です。

発症当時は、死ぬ間際の状態だったのに、周囲もこの変化に驚いています。

今後の目標は指を動かせるようになることです。右手で料理がしたいです。

安保先生からのメッセージ

初診時、杖と装具で左に傾きながら何とか歩行されていました。腕は、胸にくっつくほどの痙縮の強さでした。上肢の痙縮が下がると歩き方も変わるので、最初の数回のボツリヌス療法は上肢のみとしました。ストレッチと上肢の肩・肘の訓練を中心に行い、約１年後、たゆまぬ努力の成果で上肢機能の著しい向上が得られ、下肢のボツリヌス療法も開始しました。

上肢と下肢は連携しており、両方の痙縮、両方の状態を加味しながらリハビリ計画を立てて施行しないと意味がないことを改めて認識させてもらった例です。

下肢装具は両側支柱付短下肢装具《たんかしそうぐ》からプラスチック装具になりました。発症後11年たたれてから来られた患者さんですが、まだまだよくなっていくものと思っています。

左手で少しの間物を持てるようになった

Cさん（10代男性）

●2歳のときに脳出血を発症。左マヒ。マヒ手を使用す

肘が伸びるようになり歩きやすくなった

事故で障害を受けたマヒ手をボツリヌス療法で改善したケース

る習慣はなし

●ボツリヌス療法開始：2011年に1回目の投与、高校3年の冬から今まで5～6回

1回目の投与より変化がありました。今まで歩くときはいつも腕を下げられず、前にならえの状態で、かっこが悪かったのですが、自然と腕が下がって普通に歩けるようになりました。

3ヵ月くらいで治療の効果がなくなります。2ヵ月くらいたつとだんだん硬くなっていくのが自分でも実感できるので、やわらかいうちにリハビリをします。

また、左手は物を押さえる役割しか考えていなかったのに、今では大きすぎるものや小さすぎるもの、重すぎるもの以外は少しの間、持っていられるようになりました。

治療する前は、どのくらい効果があるのか疑心暗鬼だったのですが、治療後は目に見えて変わりました。治療費は高いですが、受けてみる価値は必ずあります。

安保先生からのメッセージ

小児のときに原因不明で脳梗塞や脳出血になりマヒなどを負ってしまった人たちも多く受診されます。小学生や中学生時代どんなに大変だっただろうと心が痛むこともしばしばあります。よい機能がありながら訓練する場所がなかったり、期間が長いため要所要所での指導を受けるタイミングをもてなかったケースもよくみられます。また、拘縮や痙縮が強くあり、関節が変形してしまったケースもあります。

まずは、ボツリヌス療法を行い、その後ストレッチをして順番に目的の筋肉をやわらかくしていくことが重要です。ケースによっては拘縮で固くなってしまった関節の固定術や形成術を検討する場合もあります。

Dさん（30代男性）

●大学生のときに交通事故で急性硬膜下血腫に。左半身マヒ

●ボツリヌス療法開始：2014年5月

ボツリヌス療法を受けようと思ったのは、母が見たTV番組でした。通っていた病院でも実施していたので主治医に相談したところ安保先生を推薦、紹介されました。

診察後、様子を見て6ヵ所ボツリヌス毒素製剤を打ちました。

1回の投与で、肘が伸びるようになり歩きやすくなりました。これまで、自主的に12年間ずっとリハビリをやっていたので、肩は動き、感覚も戻っていますが、左の上肢の緊張がひどくて、からだ全体がひっぱられてバランスがとれない状態でした。左手が肘から曲がっていたのがもとに戻りました。

安保先生からのメッセージ

長い経過の患者さんです。肩が動くといっても肘が曲がって外側に手が上がる程度でした。筋トレを中心とした訓練方法が間違っており、ストレッチ中心の訓練にするように指導しました。しっかり注意事項など守ってくれているので、肘も自ら伸ばすことができるようになってきました。患者さんがいうように手が伸びて、そのためマヒ側の足に体重がのるようになったので、1回目の投与から歩きやすくなりました。

（患者さんの体験談はすべて2014年8月末現在のものです）

■監修者プロフィール

安保雅博（あぼ・まさひろ）

1990年東京慈恵会医科大学卒業。93年神奈川リハビリテーション病院、96年東京都立大久保病院の各リハビリテーション科医員、98年～2000年までスウェーデンのカロリンスカ研究所・病院に留学、帰国後、東京慈恵会医科大学リハビリテーション医学講座講師、同病院診療部長を経て、07年より東京慈恵会医科大学リハビリテーション医学講座主任教授。09年より首都大学東京客員教授、15年より京都府立医科大学大学院医学研究科客員教授を併任。16年より東京慈恵会医科大学附属病院副院長。経頭蓋磁気刺激療法およびボツリヌスによる上肢マヒへの治療・リハビリ指導を積極的に行っている。編著書、監修書に『上肢痙縮に対するボツリヌス治療とリハビリテーション』（金原出版）、『脳卒中マヒが改善する！　腕と指のリハビリ・ハンドブック』（講談社）など。

健康ライブラリー

脳《のう》卒《そっ》中《ちゅう》の重《じゅう》度《ど》マヒでもあきらめない！

腕《うで》が上《あ》がる 手《て》が動《うご》く

リハビリ・ハンドブック

2014年11月21日　第1刷発行
2023年11月10日　第4刷発行

監修者　安保雅博（あぼ・まさひろ）

発行者　髙橋明男

発行所　株式会社講談社
東京都文京区音羽2-12-21
郵便番号　112-8001
電話番号　編集　03-5395-3560
販売　03-5395-4415
業務　03-5395-3615

印刷所　TOPPAN株式会社

製本所　株式会社若林製本工場

N.D.C.367.7　99p　21cm

©Masahiro Abo 2014, Printed in Japan

定価はカバーに表示してあります。
落丁本・乱丁本は購入書店名を明記のうえ、小社業務宛てにお送りください。送料小社負担にてお取り替えいたします。なお、この本についてのお問い合わせは、第一事業本部企画部からだとこころ編集宛てにお願いいたします。
本書のコピー、スキャン、デジタル化等の無断複製は著作権法上での例外を除き禁じられています。本書を代行業者等の第三者に依頼してスキャンやデジタル化することはたとえ個人や家庭内の利用でも著作権法違反です。本書からの複写を希望される場合は、日本複製権センター（☎03-6809-1281）にご連絡ください。Ⓡ〈日本複製権センター委託出版物〉

ISBN978-4-06-259689-3

●撮影
花房徹治（講談社写真部）

●撮影協力
東京慈恵会医科大学　作業療法士
田中智子／佐瀬洋輔／田口健介／亀田有美／小澤弘幸／兼目真里／今井 光
（第1刷出版当時）

●ブックデザイン
東海林かつこ［next door design］

●本文イラスト
秋田綾子　千田和幸

KODANSHA